KB142164

기억력을 5배 높이는 3분 기억술

한 달 만에 기억력을 복구하는 하루 3분의 마법

기억력을 5배 높이는 3분 기억술

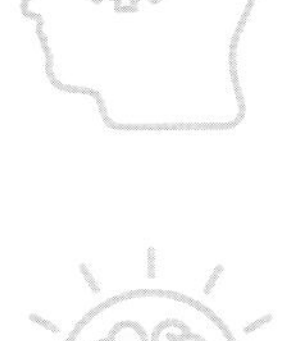

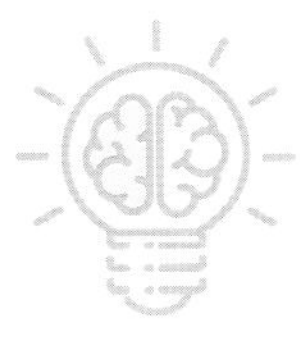

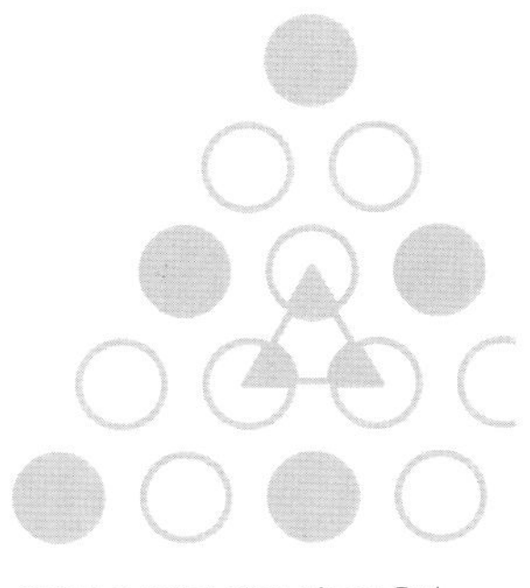

이케다 요시히로 지음 | 정문주 옮김

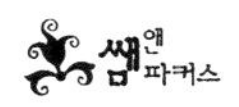

쏟아지는 체험 후기들

정말 효과가 있어서 깜짝 놀랐어요!

(44세 여성 독자 L)

계속하다 보니 정말로 기억력이 점점 좋아지는 느낌이에요. 바로 푼 문제도 있지만 좀처럼 안 풀리는 문제도 있네요. 머리를 쓰면서도 즐길 수 있는 훈련이었습니다.

스트레스가 줄었어요!

(52세 남성 독자 K)

나이 들면서 집중력을 오래 유지하기가 힘들었는데 요즘에는 저녁에도 스트레스를 거의 못 느끼고 있습니다. '시간이 벌써 이렇게 됐나?' 싶을 만큼 시간이 빨리 흐르고, 집중시간이 확 늘어났어요!

기억력과 집중력이 함께 좋아졌어요!

(53세 남성 독자 S)

기억력과 집중력이 동시에 좋아진 느낌입니다. 시간제한이 없으니 부담스럽지 않아서 좋네요. 아침에 커피를 마시면서 문제를 풀면 개운한 머리로 하루를 시작할 수 있어요.

즐겁게 풀 수 있어서 좋아요!

(91세 여성 독자 P)

전에는 뇌의 노화를 늦추기 위해서 힘들게 계산 문제를 풀거나, 문장을 낭독하거나, 한자 받아쓰기를 했어요. 그런데 이 훈련은 재미있으면서도 머리가 상쾌해지는 효과가 있어 좋네요. 답이 바로 나오지는 않지만, 천천히 즐거운 마음으로 풀고 있습니다.

시끄럽던 마음까지 안정돼요!

(53세 남성 독자 A)

머릿속이 개운해질 뿐 아니라 시끄럽던 마음까지 정리되는 느낌입니다. 정답을 맞힐 때마다 정말 짜릿해요. 문제를 풀 때마다 기억력이 좋아진다고 생각하니 동기부여도 됩니다.

하면 할수록 효과를 실감하게 돼요!

(46세 여성 독자 O)

하면 할수록 집중력이 쑥쑥 올라요. 푸는 시간이 점점 짧아지는 것도 기분 좋네요. 단번에 정답을 맞혔을 때의 쾌감은 그야말로 최고예요.

학습능력도 좋아지는 듯해요!

(23세 여성 독자 I)

풀고 난 뒤의 성취감이 마치 새로운 공부법을 발견한 것 같아요. 암기력이 좋아지니까 학습능력도 따라서 높아지더라고요. 이해력, 관찰력, 논리력, 집중력, 장기기억력 등 5가지 기억력 센서를 목적에 따라 훈련할 수 있어서 더욱 좋습니다!

아이와도 함께할 수 있어서 좋네요!

(42세 남성 독자 L)

아이와 함께해도 재밌을 만한 훈련들이 많아서 좋네요. 함께 놀면서 기억력뿐만 아니라 집중력과 이해력까지 높여주는 일석이조의 놀이법이에요.

CONTENTS

많은 분량도 한 번에 외울 수 있다
분류 센서 강화 훈련

한 번 외운 것은 평생 잊어버리지 않는다
조합 센서 강화 훈련

이름, 얼굴, 제목이 바로바로 떠오른다 이미지 센서 강화 훈련

장보기 목록을 적지 않아도 모두 기억할 수 있다 연결 센서 강화 훈련

Chapter

1

기억력의 비밀

기억력을 갉아먹는 주범은 '지루함'

건망증이 심해져서 걱정이 늘었거나, 고객의 얼굴과 이름이 기억나지 않아 난처했던 경험이 있거나, 시험이 코앞인데 기초적인 단어조차 안 외워져서 우울한가요? '기억력이 조금만 더 좋았으면….' 하는 마음이 들 겁니다. 젊었을 때 암기 천재라 불리던 이들도 물론 예외는 아니죠.

사실 기억력 향상의 비밀은 '어린 시절'에 있습니다. 여러분이 어렸을 때, 또는 여러분의 어린 자녀를 떠올려보세요. 아이들은 온갖 종류의 공룡, 게임 캐릭터 이름들을 놀라울 만큼 순식간에 기억해냅니다. 아이들은 어떻게 그 많은 것들을 쉽게 외운 걸까요?

바로 그것들에 '흥미'가 있기 때문입니다. 흥미가 있으면 설레는 마음으로 대상을 만나죠. 그런 감정은 뇌에 커다란 임팩트를 주고, 그것이 바로 기억의 관문이라고 할 수 있는 '해마'를 자극해 대상이 머릿속에 강렬하게 새겨지는 것입니다. 요컨대, 뇌에 임팩트를 줘서 기억하기 쉬운 상태로 만들면 힘들이지 않고도 암기할 수 있다는 말입니다.

그런데 성인이 되면 설레지 않는 대상도 기억해야 하는 일이 많아진다는 것이 문제입니다. 그래도 걱정할 것 없습니다. 지금부터 어린아이의 기억법과 동일하게 뇌에 임팩트를 줘서 기억력을 손쉽게 끌어올릴 수 있는 방법을 소개할 테니까요. 여러분은 그저 대상을 보는 방식만 조금 바꾸면 됩니다. 그렇게 하면 여러분도 모르는 사이에 대상을 선명하게 기억할 수 있습니다.

2

머릿속 기억 스위치를 작동시키는 힘은 '번뜩임'

당연한 말이지만, 그저 바라보기만 해서는 대상을 기억할 수 없습니다. 뇌가 대상을 기억하기 위한 준비가 되어 있지 않기 때문이죠. 이때 '준비'는 기억할 대상에 관심을 집중한다는 뜻입니다. 관심이 없는 상태에서는 아무리 머릿속에 구겨 넣으려 한들 헛수고일 뿐입니다.

'휴대폰이며 차 열쇠를 어디 뒀는지 몰라 온 집안을 뒤졌다.', '공부한답시고 책을 들여다봤는데 내용이 하나도 기억나지 않는다.' 모든 건 관심이 없었기 때문에 나타난 현상입니다. 그러니 기억하고 싶다면 뇌를 대상을 기억하려고 하는 상태로 만드는, 이른바 '기억 스위치'를 작동시켜야 합니다. 이 책은 여러분이 머릿속 기억 스위치를 켜는 방법을 익힐 수 있도록 도와줄 겁니다. 그래야만 앞서 언급했듯이 '뇌에 임팩트를' 줄 수 있습니다. 그렇다면 성인의 뇌에 임팩트를 주는 건 무엇일까요?

그건 바로 '번뜩임'입니다. 구체적으로 설명하자면 '몰랐던 무언가를 발견해낸 순간의 감각'이죠. 만화에서 흔히 보셨을 겁니다. 아이디어가 번뜩일 때 머리에서 전구가 '반짝!' 하고 켜지는 장면 말입니다. 바로 그 상태를 말하는 것입니다.

'알았다!', '찾았다!' 하는 '번뜩임'의 순간은 뇌에 커다란 임팩트를 주어 머릿속에 정보를 깊이 새깁니다. 그래서 성인이 무언가를 기억하기 위해서는 이런 번뜩임을 느낄 수 있는 방식으로 대상을 바라보아야 합니다.

3

번뜩임을 위한 '센서'만 갈고 닦아도 기억력은 좋아진다

그러나 갑자기 무언가를 발견하는 것이 쉬운 일은 아닙니다. 그러려면 번뜩임을 얻으려는 의식이 필요하겠죠. 그 의식을 '센서'라고 부르겠습니다. 센서를 작동시켜 대상을 바라보면 번뜩이는 감각을 보다 쉽게 얻을 수 있습니다. 앞으로 우리는 5가지 센서를 훈련할 겁니다. 이 센서들을 작동시키면 기억 스위치가 켜지고 자연스럽게 집중력이 향상됩니다.

1	**탐지 센서**	숨은 대상을 발견한 쾌감이 뇌를 자극해 기억력을 높인다.
2	**분류 센서**	공통점을 찾으면 정보량이 압축되어 기억할 수 있는 양이 늘어난다.
3	**조합 센서**	기존의 지식을 활용해 머릿속에 효율적으로 정보를 저장한다.
4	**이미지 센서**	이미지의 힘으로 숨어 있는 자신의 기억 능력치를 최대한 발휘한다.
5	**연결 센서**	정보와 정보를 연결해놓으면 필요할 때 언제든지 꺼내 쓸 수 있다.

4

문제를 풀기만 해도 얻을 수 있는 3가지 효과

이 책에서는 앞서 언급한 센서들을 작동시키기 위해 저자가 개발한 아주 독창적인 훈련을 활용합니다. 문제를 풀다 보면 어느새 여러분의 머릿속에 센서가 자동으로 장착될 겁니다. 이들 센서는 한 번 장착되면 일, 공부, 일상의 어떤 상황에서도 아래 3가지 효과를 발휘합니다.

1. **효율적으로 기억할 수 있다.**
2. **장기간 기억할 수 있다.**
3. **언제든 손쉽게 기억해낼 수 있다.**

사람은 누구나 엄청난 기억력을 가지고 태어납니다. 다만 어떻게 활용해야 하는지 모르는 탓에 본래의 능력을 끌어내지 못하는 것뿐이랍니다. 기억력 훈련으로 5가지 센서를 장착해 기억력을 비약적으로 향상시켜봅시다. 일상생활에서 손쉽게 기억력을 향상시키는 방법들도 함께 소개하고 있으니 동시에 활용하면 더 큰 효과를 얻을 수 있을 겁니다.

5

집중해서 풀려는 마음가짐이 기억력을 높인다

이 책은 기억하는 테크닉을 알려주는 책이 아닙니다. 재미있게 문제를 풀기만 하면 어느새 기억력은 향상되어 있죠. 따라서 문제를 잘 풀지 못하더라도 좌절할 필요가 없습니다. 물론, 완벽하게 풀 수 있으면 더할 나위 없겠죠. 하지만 그보다는 문제를 집중해서 풀려고 하는 데 의미가 있습니다. 제한시간이 없으니 막힐 때는 정답을 살짝 봐도 되고, 정답을 맞힐 때까지 걸리는 시간을 재는 등 집중력을 유지하기 위한 자신만의 아이디어를 활용해도 좋겠습니다. 편안하게, 그러나 집중해서 풀어보세요.

훈련 문제는 각 장에 12개씩, 총 60개가 수록되어 있습니다. 순서대로 풀어도 좋고, 관심 있는 장부터 시작해도 좋습니다. 다만, 어떤 순서로 풀든 한 챕터에 수록된 12개 문제를 다 푼 후에 다른 챕터로 이동하기를 권합니다. 단순하게 계산하여 하루에 2개씩 풀면 한 달, 4개씩 풀면 2주, 집중해서 10개씩 풀면 대략 1주일이 걸리지만 절대적인 기준이 아니기 때문에 각자 상황에 맞게 훈련하길 바랍니다.

하루 중 어느 시간대에 풀지도 자유롭게 정할 수 있지만 머리가 잘 돌아가는 시간대, 즉 '일어난 직후부터 오전 10시까지' 혹은 '오후 4시부터 저녁 식사 전까지'를 추천합니다. 그러나 언제나 중요한 것은 시간대가 아니라 즐기는 마음가짐이라는 것을 잊지 마세요. 그럼 마지막으로 실전에 들어가기 전, 더 큰 효과를 내기 위한 지침을 소개합니다.

1 **편안하게, 그러나 집중해서 푼다.**

2 **한 챕터에 수록된 12개 문제를 다 푼 후에 다른 챕터로 넘어간다.**

3 **잘 풀리지 않더라도 과도하게 스트레스 받지 않고, 즐거운 마음으로 임한다.**

Chapter

2

처음 보는 외국어 단어도 잘 외워진다

탐지 센서 강화 훈련

실력테스트

아래 그림 속에는 삼각형이 몇 개 숨어있을까요?

다 찾았으면 다음 페이지에서 정답을 확인해보세요.

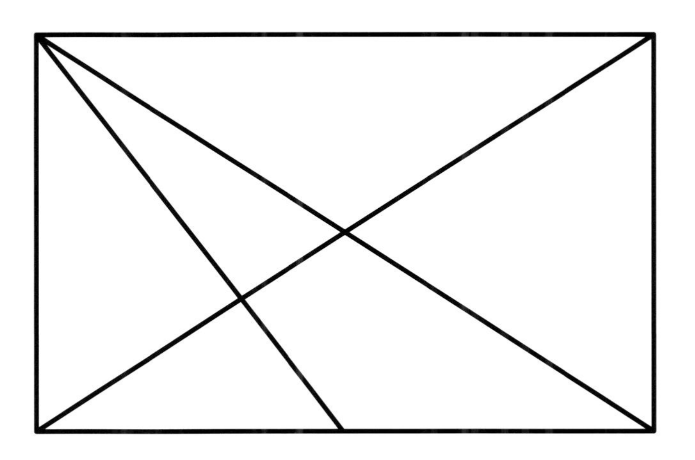

• 탐지 센서 강화 훈련 정답 •

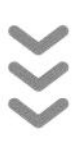

14개

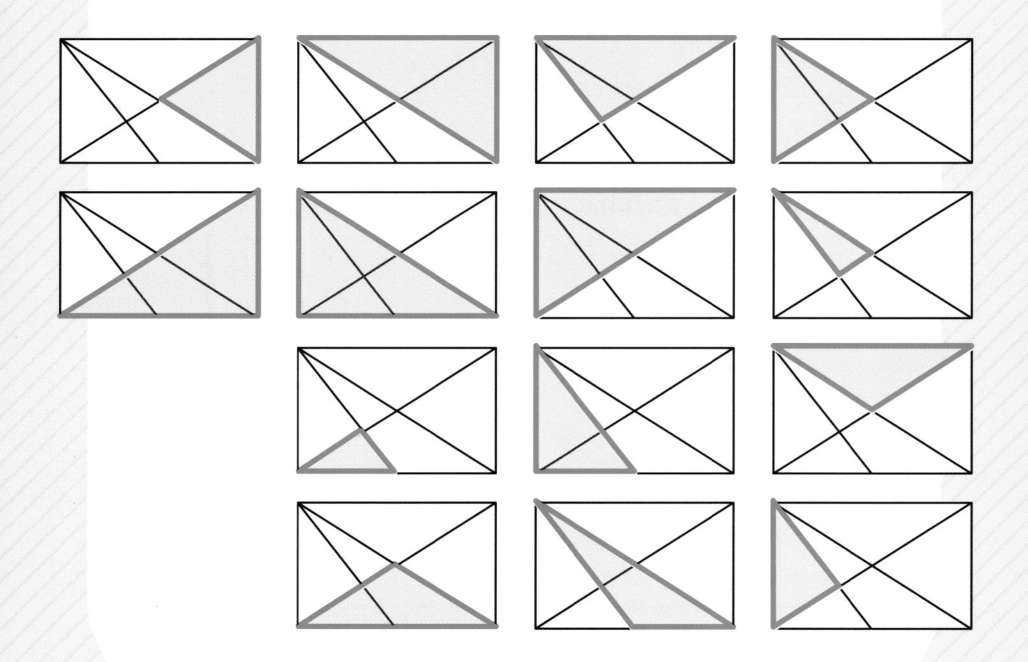

어떤가요? 다 찾았나요? 핵심은 '숨어 있는 것을 주의 깊게 살피고 찾아낼 수 있는가?' 하는 것입니다. 제대로 못 찾았다면 혹시 평소에 '기억하고 있는 줄 알았는데 실제로는 아니었던 경험'이 있진 않은가요?

뇌가 사물을 기억할 때는 숨어 있는 것을 찾으려는 의식이 굉장히 중요합니다. 이 책에서는 그 의식을 '탐지 센서'라고 부르도록 하겠습니다. 훈련을 시작하기에 앞서 탐지 센서에 대해 자세히 소개하겠습니다.

몇 번을 봐도 기억하지 못한다?

뇌는 감정이 생겨났을 때 영향을 받아 기억을 강화합니다. 이 현상은 앞에서도 설명한 바 있습니다. 감정은 뇌의 '편도체'라는 부분에서 발생하는데, 기억을 관장하는 '해마' 옆에 자리 잡고 있습니다. 정리하자면 '기억'은 감정이 생겨나서 편도체가 반응을 일으키면 그 자극을 받은 해마가 문을 열어주는 메커니즘인 것입니다.

이 메커니즘을 아주 잘 보여주는 예가 바로 '추억'입니다. 추억은 애써 기억하려 하지 않아도 기억됩니다. 무언가를 경험했을 때 기쁨이나 슬픔 등의 감정이 생겨났기 때문에 그때의 기억이 강렬하게 저장되는 것이죠.

사실 이런 감정을 손쉽게 움직이는 방법이 있습니다. 바로 '알아차리기'입니다. 무언가를 포착했을 때 '아!' 하고 알아차리는 감각은 뇌에 강렬한 임팩트를 남깁니다. 다음과 같은 착시 그림을 예로 들어봅시다.

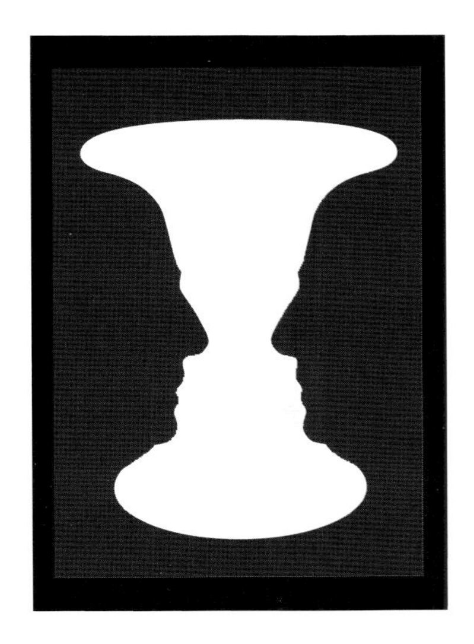

'루빈의 항아리'라고 불리는 유명한 그림입니다. 그림 속 흰 부분에 주목하면 항아리밖에 안 보이지만, 검은 부분을 주시하면 마주 보는 두 사람의 얼굴이 나타나는 것을 확인할 수 있죠? 이 그림의 비밀을 알아차리고 나면, 우리 뇌는 알아차리기 전의 상태로는 돌아갈 수 없습니다. 다음번에 이 그림을 볼 때는 두 사람의 얼굴만 눈에 들어오게 되는 것이죠. 그만큼 '알았다!', '찾았다!' 하는 순간의 감각은 뇌에 강렬한 쾌감을 선사합니다.

물론 공부나 일은 매번 의도적으로 감추어 놓은 무언가를 찾는 작업이 아닙니다. 그렇지만 탐지 센서를 익혀 두면 무작위 속에 숨은 요점들을 발견할 수 있으므로 자신도 모르게 기억력이 강화됩니다. 그럼 지금부터 문자와 그림 속에 숨은 정보를 찾아내는 훈련을 통해 탐지 센서를 강화해봅시다.

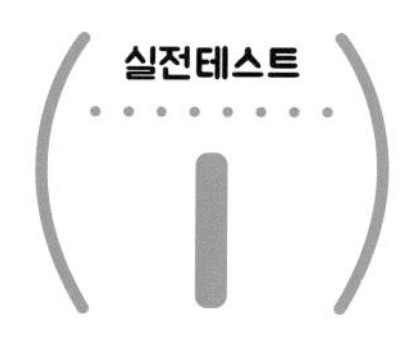

다른 모양 찾기

100개의 그림 또는 글자 중에는 다른 형태의 무언가가 딱 1개 숨어 있습니다. 그 하나를 최대한 빨리 찾아보세요.

연습문제 **딱 하나, 다른 글자가 숨어 있습니다. 최대한 빨리 찾아보세요.**

米 米 米 米 米 米 米 米 米 米
米 米 米 米 米 米 米 米 米 米
米 米 米 米 米 米 米 米 米 米
米 米 米 米 米 米 米 米 米 米
米 米 米 米 米 米 米 米 米 米
米 米 米 米 米 米 米 米 米 米
米 米 米 米 米 米 米 米 米 米
米 米 米 米 米 米 米 米 米 米
米 来 米 米 米 米 米 米 米 米
米 米 米 米 米 米 米 米 米 米

실전테스트

2

숨은 낱말 찾기

표 안에는 주제어와 관련된 낱말이 10개 숨어 있습니다. 최대한 빨리 찾아보세요. 단, 각 글자는 상하, 좌우 두 방향으로만 연결할 수 있습니다.

연습문제 **표 안에 숨은 '꽃 이름' 10개를 찾아보세요.**

하	수	호	장	미	피	로	데	제	우
응	국	앙	두	프	피	소	메	비	고
스	오	이	웃	누	미	백	요	꽃	오
민	사	네	리	타	라	합	응	크	튤
들	이	와	기	프	세	카	코	오	립
레	쓰	벚	꽃	비	나	팔	꽃	오	리
포	노	자	니	라	응	우	르	드	웃
미	코	스	모	스	야	해	바	라	기

실전테스트 1 연습문제

정답

米 米 米 米 米 米 米 米 米 米
米 米 米 米 米 米 米 米 米 米
米 米 米 米 米 米 米 米 米 米
米 米 米 米 米 米 米 米 米 米
米 米 米 米 米 米 米 米 米 米
米 米 米 米 米 米 米 米 米 米
米 米 米 米 米 米 米 米 米 米
米 米 米 米 米 米 米 米 米 米
米 来 米 米 米 米 米 米 米 米
米 米 米 米 米 米 米 米 米 米

실전테스트 2 연습문제

정답

하	수	호	장	미	피	로	데	제	우
응	국	앙	두	프	피	소	메	비	고
스	오	이	읏	누	미	백	요	꽃	오
민	사	네	리	타	라	합	응	크	튤
들	이	와	기	프	세	카	코	오	립
레	쓰	벚	꽃	비	나	팔	꽃	오	리
포	노	자	니	라	응	우	르	드	웃
미	코	스	모	스	야	해	바	라	기

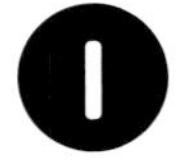

딱 하나, 다른 그림이 숨어 있습니다.
최대한 빨리 찾아보세요.

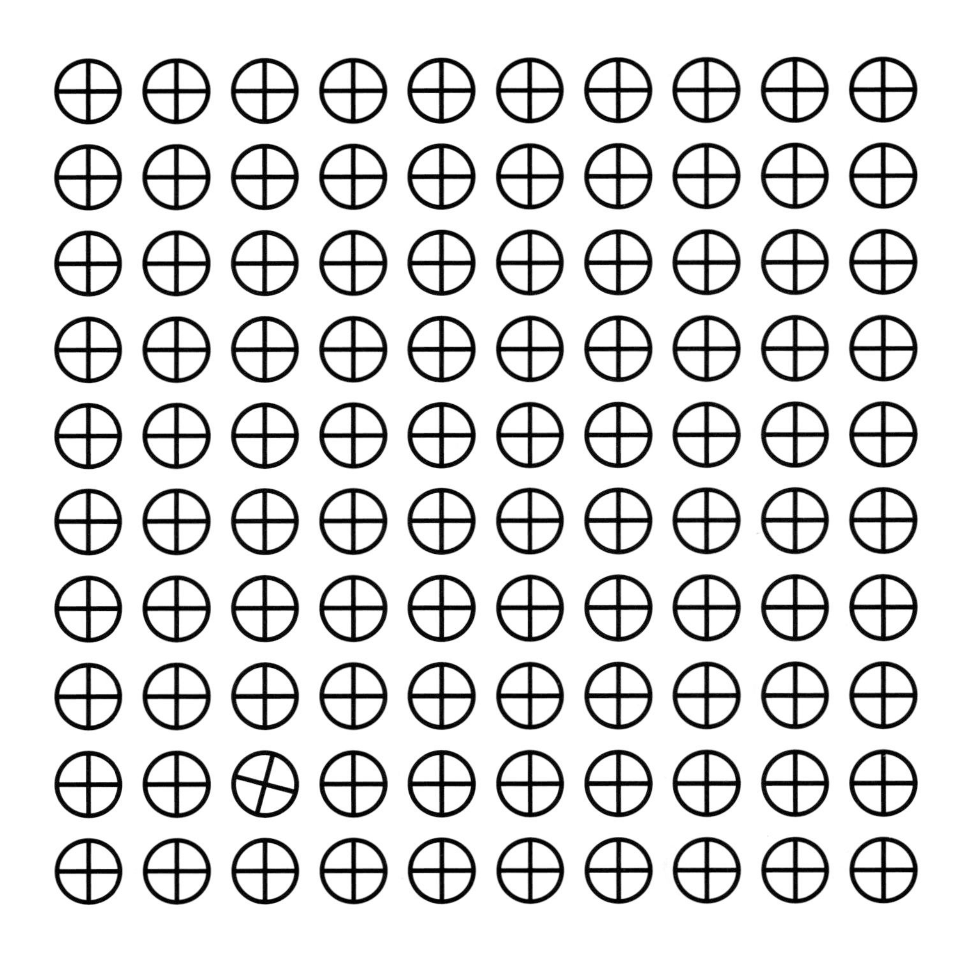

딱 하나, 다른 그림이 숨어 있습니다.
최대한 빨리 찾아보세요.

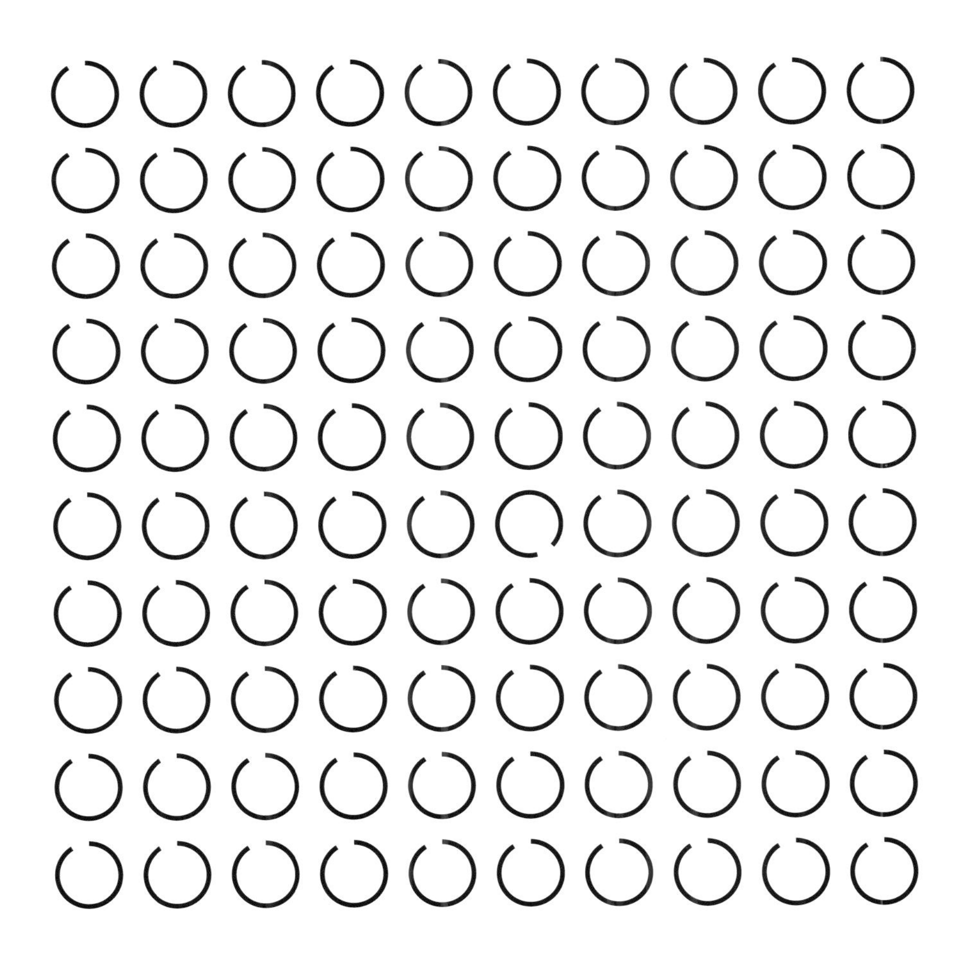

실전테스트 1

딱 하나, 다른 그림이 숨어 있습니다.
최대한 빨리 찾아보세요.

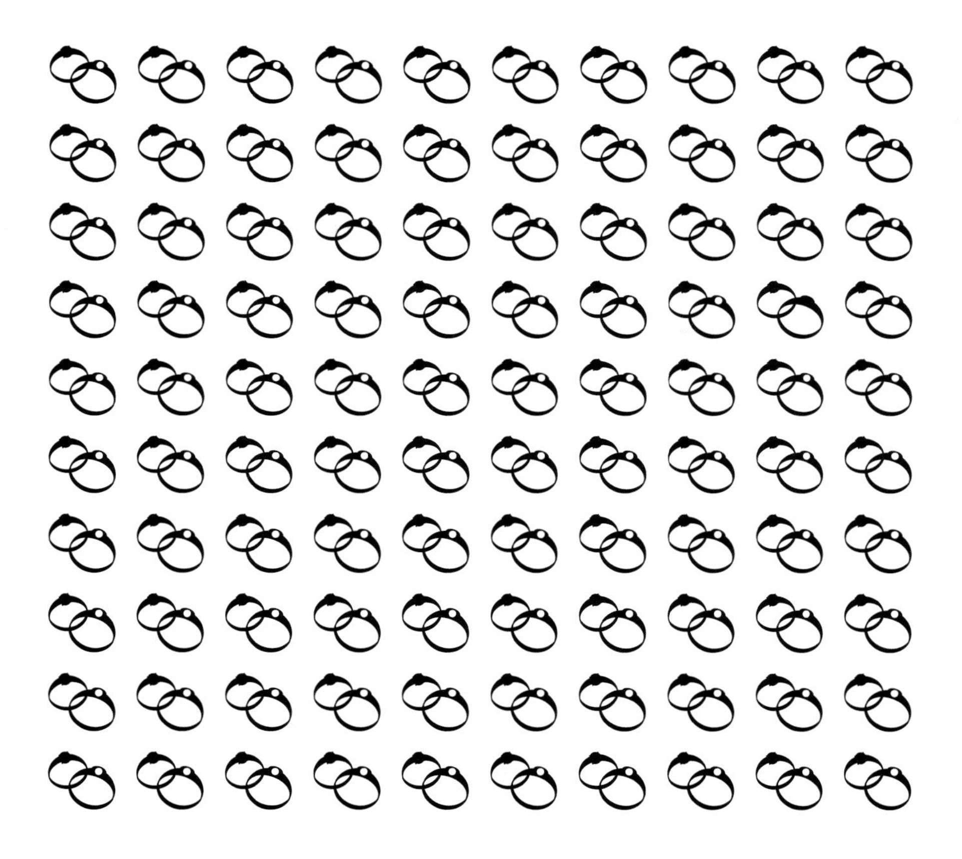

딱 하나, 다른 글자가 숨어 있습니다.
최대한 빨리 찾아보세요.

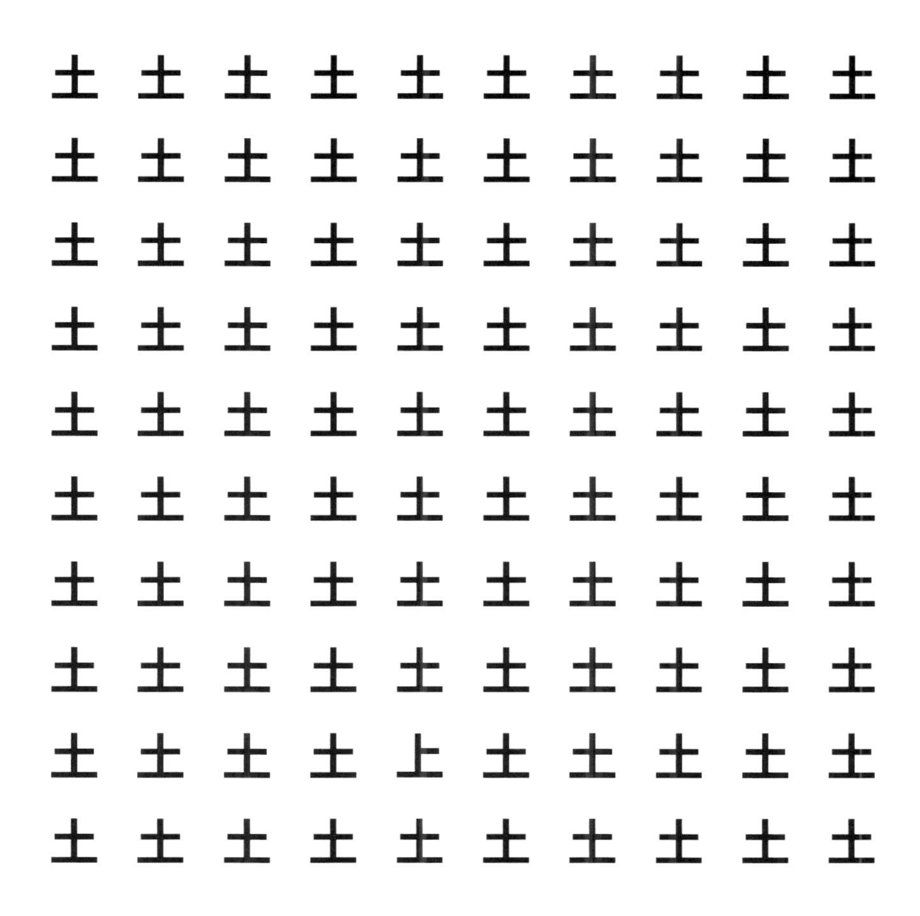

딱 하나, 다른 글자가 숨어 있습니다.
최대한 빨리 찾아보세요.

裁 裁 裁 裁 裁 裁 裁 裁 裁 裁
裁 裁 裁 裁 裁 裁 裁 裁 栽 裁
裁 裁 裁 裁 裁 裁 裁 裁 裁 裁
裁 裁 裁 裁 裁 裁 裁 裁 裁 裁
裁 裁 裁 裁 裁 裁 裁 裁 裁 裁
裁 裁 裁 裁 裁 裁 裁 裁 裁 裁
裁 裁 裁 裁 裁 裁 裁 裁 裁 裁
裁 裁 裁 裁 裁 裁 裁 裁 裁 裁
裁 裁 裁 裁 裁 裁 裁 裁 裁 裁
裁 裁 裁 裁 裁 裁 裁 裁 裁 裁

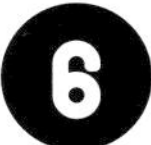

딱 하나, 다른 글자가 숨어 있습니다.
최대한 빨리 찾아보세요.

縁 縁 縁 縁 縁 縁 縁 縁 縁 縁
縁 縁 縁 縁 縁 縁 縁 縁 縁 縁
縁 縁 緑 縁 縁 縁 縁 縁 縁 縁
縁 縁 縁 縁 縁 縁 縁 縁 縁 縁
縁 縁 縁 縁 縁 縁 縁 縁 縁 縁
縁 縁 縁 縁 縁 縁 縁 縁 縁 縁
縁 縁 縁 縁 縁 縁 縁 縁 縁 縁
縁 縁 縁 縁 縁 縁 縁 縁 縁 縁
縁 縁 縁 縁 縁 縁 縁 縁 縁 縁
縁 縁 縁 縁 縁 縁 縁 縁 縁 縁

실전테스트 2

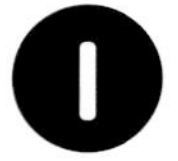

표 안에 숨은 '채소 이름' 10개를 찾아보세요.
각 글자는 상하, 좌우로만 연결하세요.

아	가	지	히	유	미	우	엉	우	아	아
응	쑤	야	지	에	배	베	사	오	오	스
네	므	무	로	소	추	오	즈	이	즈	파
시	자	구	호	마	사	바	모	루	우	라
금	이	즈	박	즈	이	야	포	제	리	거
치	모	네	티	즈	포	푸	라	이	유	스
응	지	호	야	다	시	당	근	지	감	미
소	시	라	누	타	지	비	페	지	자	구
우	니	유	소	이	지	케	루	쿠	에	데
카	쓰	포	나	무	이	코	응	쓰	히	와

표 안에 숨은 '생선 이름' 10개를 찾아보세요.
각 글자는 상하, 좌우로만 연결하세요.

제	참	야	구	비	단	잉	어	이	야	다
코	치	키	리	요	호	요	토	넙	치	메
세	로	와	치	파	나	붕	조	오	에	에
무	마	제	읏	헤	이	장	데	지	야	야
꽁	부	고	등	어	다	어	미	파	베	다
치	응	야	다	테	치	바	테	야	바	후
마	자	쥐	히	정	에	시	와	야	조	사
유	아	치	하	어	테	포	방	어	조	세
구	이	하	히	리	치	세	루	피	헤	헤
비	야	기	헤	야	토	이	돌	돔	다	이

표 안에 숨은 '동물 이름' 10개를 찾아보세요.
각 글자는 상하, 좌우로만 연결하세요.

데	지	트	물	소	기	유	우	야	누	야
토	파	조	소	즈	기	펭	귄	응	시	비
끼	라	테	고	릴	라	기	요	유	자	고
기	야	데	데	네	니	프	누	얼	지	래
조	파	하	크	티	유	우	피	룩	누	라
비	캥	무	미	오	자	피	테	말	응	나
에	거	요	쓰	다	유	티	라	키	기	시
하	루	다	사	자	오	응	라	요	린	키
하	루	프	요	쓰	라	시	비	스	후	유
헤	에	하	사	후	다	백	곰	크	마	헤

표 안에 숨은 '나라 이름' 10개를 찾아보세요.
각 글자는 상하, 좌우로만 연결하세요.

이	피	이	집	트	쓰	루	레	기	야	트
멕	무	스	테	니	시	미	테	야	웃	싱
시	나	트	페	사	와	국	제	지	지	가
코	소	호	키	우	리	지	트	니	레	포
치	게	주	바	디	카	프	랑	스	이	르
소	하	라	지	아	코	니	비	자	나	아
레	크	리	시	라	즈	이	세	니	즈	루
토	루	아	에	비	로	탈	테	헤	케	프
메	인	도	응	아	누	리	호	러	시	아
레	와	기	베	즈	고	아	고	레	치	다

표 안에 숨은 '악기 이름' 10개를 찾아보세요.
각 글자는 상하, 좌우로만 연결하세요.

니	에	나	에	와	야	드	럼	무	소	플
클	즈	바	이	올	린	응	비	야	구	루
라	브	게	나	피	다	트	피	트	기	트
리	사	색	소	폰	오	응	사	즈	메	리
넷	보	즈	시	조	무	니	후	베	트	고
웃	리	첼	로	응	보	오	세	바	럼	키
트	즈	제	후	웃	헤	기	테	유	펫	테
나	응	쓰	드	에	데	타	에	즈	페	호
피	아	노	네	세	보	오	세	바	웃	키
세	지	미	하	프	리	보	지	유	트	소

표 안에 1부터 10까지의 숫자를 나타내는 영어 단어들이 숨어 있습니다. 찾아보세요. 각 글자는 상하, 좌우로만 연결하세요.

X	N	G	L	Y	O	U	N	I	N	E
F	D	S	V	A	N	K	O	L	Z	E
O	M	E	U	Y	E	M	O	Q	B	L
U	S	V	V	F	X	O	U	F	G	L
R	J	E	Y	T	H	R	E	E	W	Z
P	L	N	G	D	C	D	N	T	B	V
L	F	K	V	D	E	I	G	H	T	K
B	I	P	T	J	E	A	Z	E	D	T
O	V	I	E	M	I	Y	A	K	C	W
W	E	K	N	Q	J	S	I	X	G	O

외국어에 강해지는
탐지 센서 훈련법

역사 시간에 중요한 사건들의 연호를 외울 때, 여러분은 어떤 방법을 썼었나요? 비슷한 단어를 대입해 스토리를 만들거나 노래를 만들어 부른 경험, 다들 있을 겁니다. 단순한 숫자 나열은 의미가 없어서 기억하기 어려웠을 테니까요. 자신만의 방법으로 숫자에 의미를 부여하면 뇌에 임팩트를 줄 수 있어서 더 효과적으로 기억을 저장할 수 있죠.

그러니까 여러분이 써온 방법은 기억 메커니즘에 아주 잘 들어맞는 방법이자 탐지 센서를 자극하는 좋은 훈련법이었던 셈입니다. 그런데 바로 그 방법이 외국어 단어를 기억하는 데에도 큰 도움이 된다는 것, 알고 있었나요?

실전테스트 2

데	지	트	물	소	기	유	우	야	누	야
토	파	조	소	즈	기	펭	귄	응	시	비
끼	라	테	고	릴	라	기	요	유	자	고
기	야	데	데	네	니	프	누	얼	지	래
조	파	하	크	티	유	우	피	룩	누	라
비	캥	무	미	오	자	피	테	말	응	나
에	거	요	쓰	다	유	티	라	키	기	시
하	루	다	사	자	오	응	라	요	린	키
하	루	프	요	쓰	라	시	비	스	후	유
헤	에	하	사	후	다	백	곰	크	마	헤

실전테스트 2

이	피	이	집	트	쓰	루	레	기	야	트
멕	무	스	테	니	시	미	테	야	웃	싱
시	나	트	페	사	와	국	제	지	지	가
코	소	호	키	우	리	지	트	니	레	포
치	게	주	바	디	카	프	랑	스	이	르
소	하	라	지	아	코	니	비	자	나	아
레	크	리	시	라	즈	이	세	니	즈	루
토	루	아	에	비	로	탈	테	헤	케	프
메	인	도	응	아	누	리	호	러	시	아
레	와	기	베	즈	고	아	고	레	치	다

실전테스트 2

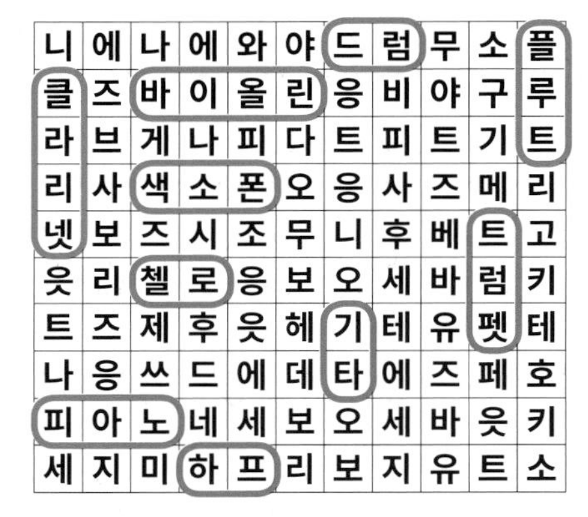

실전테스트 2

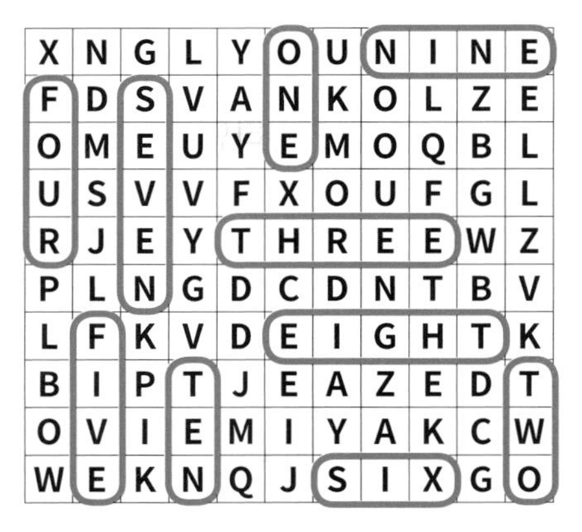

Chapter

3

많은 분량도 한 번에 외울 수 있다

분류 센서 강화 훈련

실력테스트

A그룹에는 있고 B그룹에는 없는 것은 무엇일까요?

A	B
아인슈타인	에디슨
링컨	케네디
배철수	김영하
염소	양

· 분류 센서 강화 훈련 정답 ·

수염

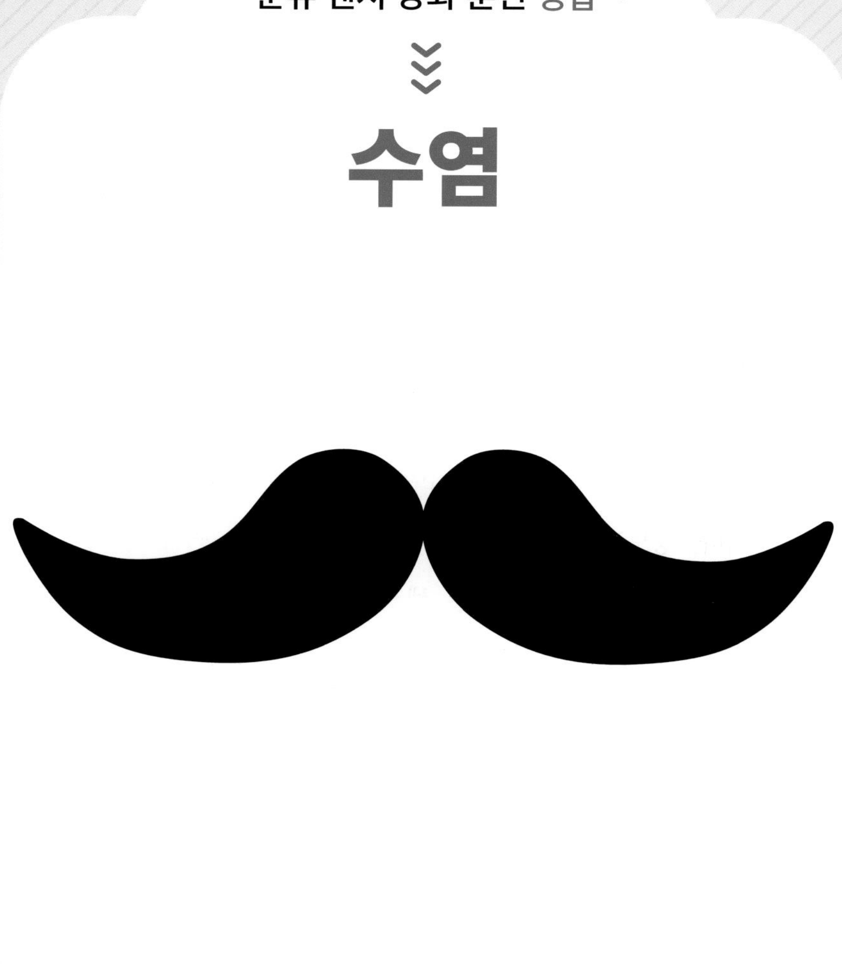

공통점을 발견했나요? 만약 실패했다면, 정보를 분류하는 데 서툴러서 그런 것일 수도 있습니다. 이 연습을 할 때는 비교하기 전에 '있는' 것에만 주목해서 공통점을 찾아내는 것이 중요합니다. 공통점을 찾아내겠다는 의식이 있으면 기억할 내용이 많더라도 정보량을 압축할 수 있습니다. 정보량을 압축하면 당연히 기억하기도 쉽겠죠. 이 책에서는 그 의식을 '분류 센서'라고 부르도록 하겠습니다. 훈련을 시작하기에 앞서 분류 센서에 대해 자세히 소개하겠습니다.

양이 많으면
못 외운다?

기억력에 자신 있는 사람은 여러 정보를 한꺼번에 받아들일 때 반사적으로 그들의 공통점을 찾는 경향이 있습니다. 10개의 정보를 접했을 때, 아무런 노력도 하지 않으면 정보량은 그대로일 수밖에 없지만 3개의 공통점을 찾아 분류하면 정보량은 나머지 7개만큼 압축됩니다. 3개를 먼저 저장하면 10개의 정보도 힘들이지 않고 기억해낼 수 있습니다.

예를 들어 신입사원들의 이름을 암기한다고 해봅시다. 무작정 한 사람씩 외우기보다 같은 성씨별로 분류한 후에 외우는 편이 훨씬 수월할 것입니다. 사람이 단기적으로 기억할 수 있는 정보량은 대략 5~9개라고 알려져 있습니다. 최근에는 3~5개라는 주장도 있죠. 다시 말해 정보는 압축해서 기억해야만 더 많은 양을 저장할 수 있는 것입니다.

또 공통점을 활용해서 분류하면 각 그룹에 이름을 붙일 수 있어 좋습니다. '사람, 고릴라, 침팬지, 오랑우탄'을 모아 놓은 그룹에 '유인원'이라는 이름을 붙이는 것처럼 말이죠. 이름이 태그tag의 역할을 해서 기억을 되살릴 때 큰 도움이 된답니다.

서랍 하나에 이것저것 다 쑤셔 넣어 두면 꺼내고 싶은 물건이 있어도 쉽게 찾을 수가 없을 겁니다. 하지만 항목별로 깔끔하게 분류해두면 바로바로 꺼낼 수 있죠. 이처럼 머릿속에 저장할 때 정보를 분류해두면 시간을 들이지 않고도 금세 기억을 떠올릴 수 있습니다. 그럼 훈련을 통해 분류 센서를 익혀봅시다.

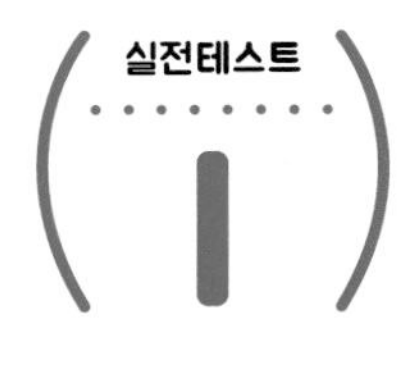

다른 성질 찾기

제시된 5개 단어 중 4개에는 공통점이 있고, 나머지 1개에는 공통점이 없습니다. 공통점이 무엇인지 알아낸 뒤 공통점이 없는 단어 하나를 찾아보세요.

연습문제 **아래 5개 단어 중 4개 단어의 공통점과, 공통점이 없는 단어 하나를 찾아보세요.**

말벌	재봉틀	망치	고슴도치	주사

실전테스트 2

단어 연상하기

맨 왼쪽 칸에서 시작해 연상되는 단어를 이어가면서 마지막 칸에 도달하는 훈련입니다. 명사뿐 아니라 형용사, 동사를 떠올려도 됩니다. 자연스러운 흐름이라고 판단되면 정답으로 간주하세요. 다소 억지스러워도 상관없습니다. 마지막 칸의 바로 앞 칸에 들어갈 단어를 찾기 어려울 수 있으니 오른쪽 끝부터 시작해 거꾸로 채워 가면 쉽게 풀 수 있을 거예요.

연습문제 **맨 왼쪽 칸부터 연상되는 단어를 채우면서 오른쪽 끝 단어까지 연결해 보세요.**

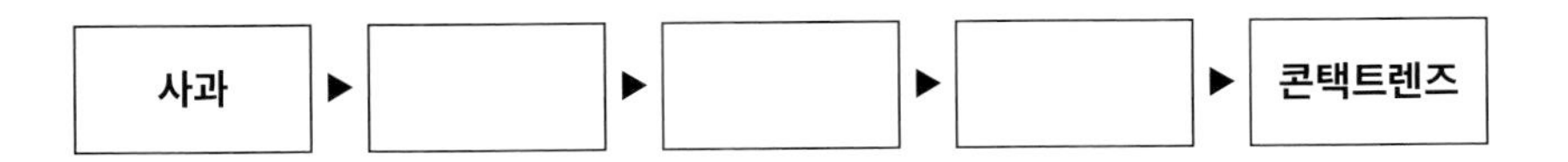

실전테스트 1 연습문제

정답

공통점

침이 있다

공통점이 없는 단어

망치

실전테스트 2 연습문제

정답

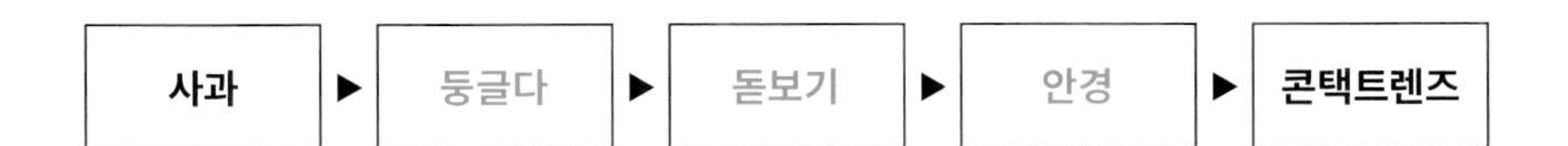

실전테스트 1

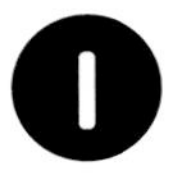

아래 5개 단어 중 4개 단어의 공통점과, 공통점이 없는 단어 하나를 찾아보세요.

						공통점	공통점이 없는 단어
❶	사과	딸기	레드와인	고추	오이		
❷	설탕	케이크	벌꿀	매실장아찌	엿		
❸	공	지구	엽서	수박	도넛		
❹	아령	깃털	코끼리	씨름선수	포환		
❺	끓인 물	얼음	보냉제	눈	아이스커피		
❻	독사	말벌	천둥	폭탄	갓난아기		
❼	해	별	다이아몬드	동굴	손전등		
❽	공기	분자	바이러스	냄새	손		
❾	게임	만화	전쟁	시트콤	농담		
❿	솜사탕	구름	솜털	마시멜로	삶은 달걀		

아래 5개 단어 중 4개 단어의 공통점과, 공통점이 없는 단어 하나를 찾아보세요.

번호	단어 1	단어 2	단어 3	단어 4	단어 5	공통점	공통점이 없는 단어
❶	잉크	올리브 오일	각설탕	식초	물		
❷	끈	줄넘기	넥타이	머리끈	벨트		
❸	카펫	우표	자석	파스	스티커		
❹	고슴도치	복어	장미	선인장	금붕어		
❺	캐비아	보석	슈퍼카	콩나물	저택		
❻	배트	철봉	선글라스	핸들	라켓		
❼	토마토	오렌지	당근	포도	표고버섯		
❽	연필	샤프	볼펜	빨대	붓		
❾	베이컨	스테이크	달걀찜	불고기	삼겹살		
❿	컴퓨터	TV	풍차	지하철	청소기		

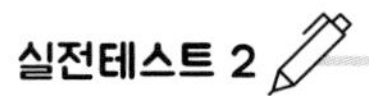

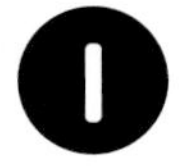

맨 왼쪽 칸부터 연상되는 단어를 채우면서
오른쪽 끝 단어까지 연결해보세요.

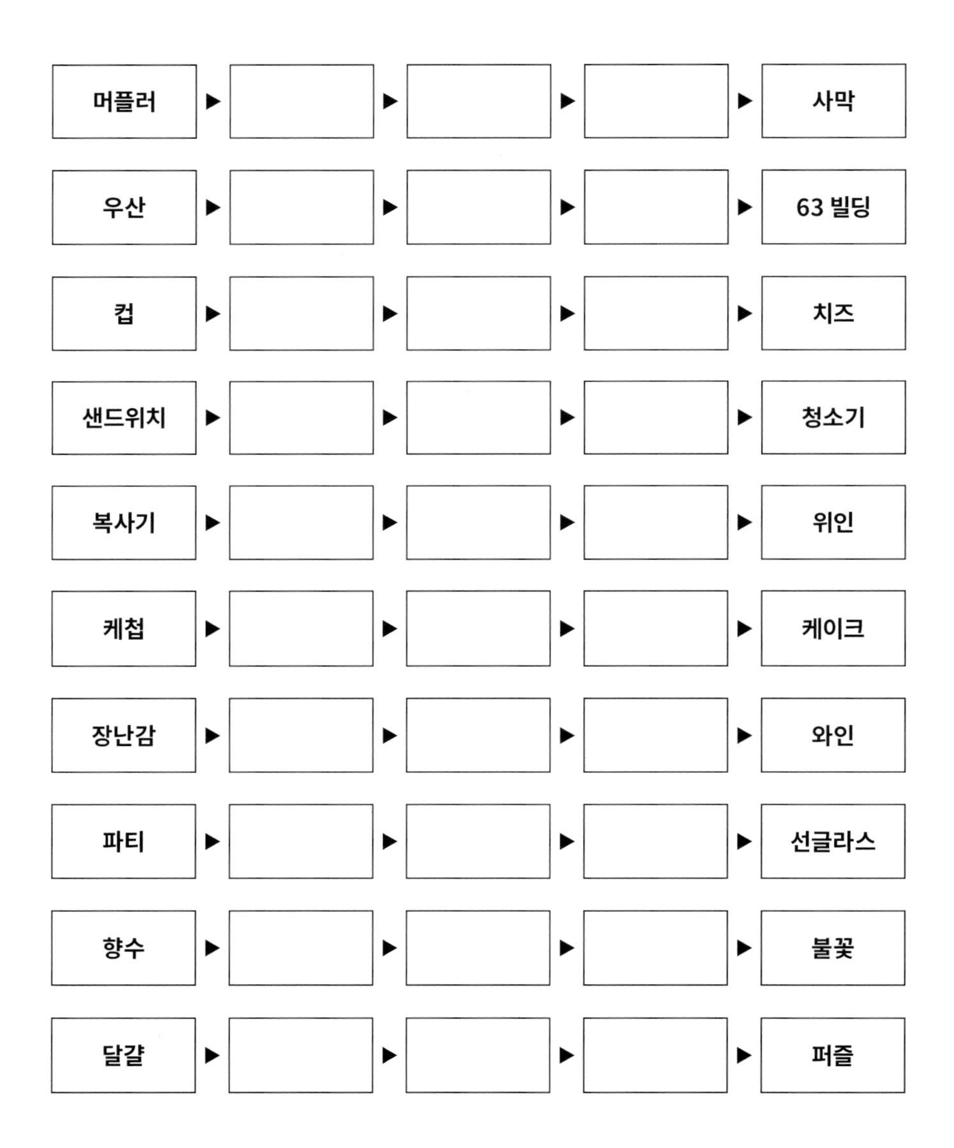

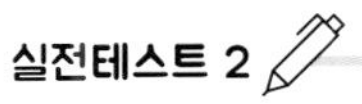

맨 왼쪽 칸부터 연상되는 단어를 채우면서
오른쪽 끝 단어까지 연결해보세요.

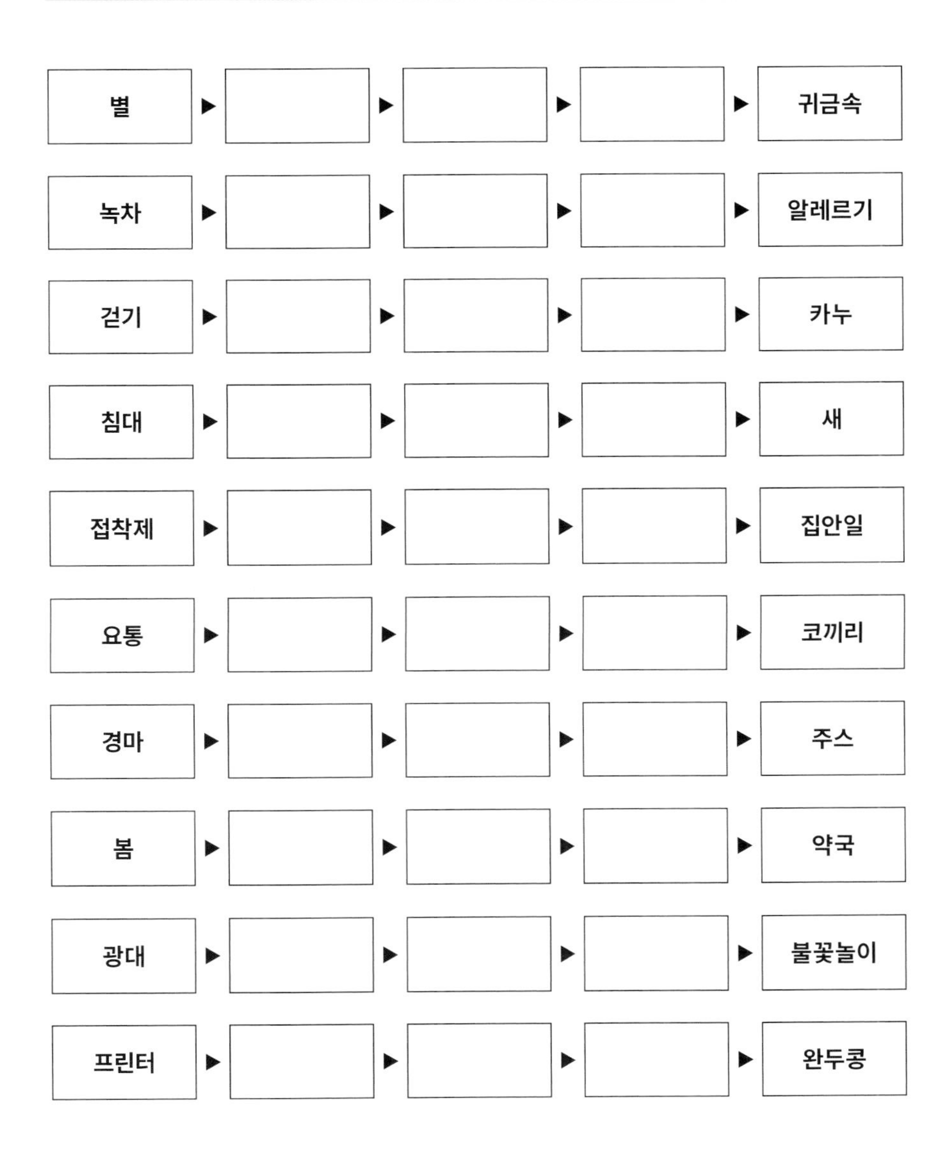

맨 왼쪽 칸부터 연상되는 단어를 채우면서
오른쪽 끝 단어까지 연결해보세요.

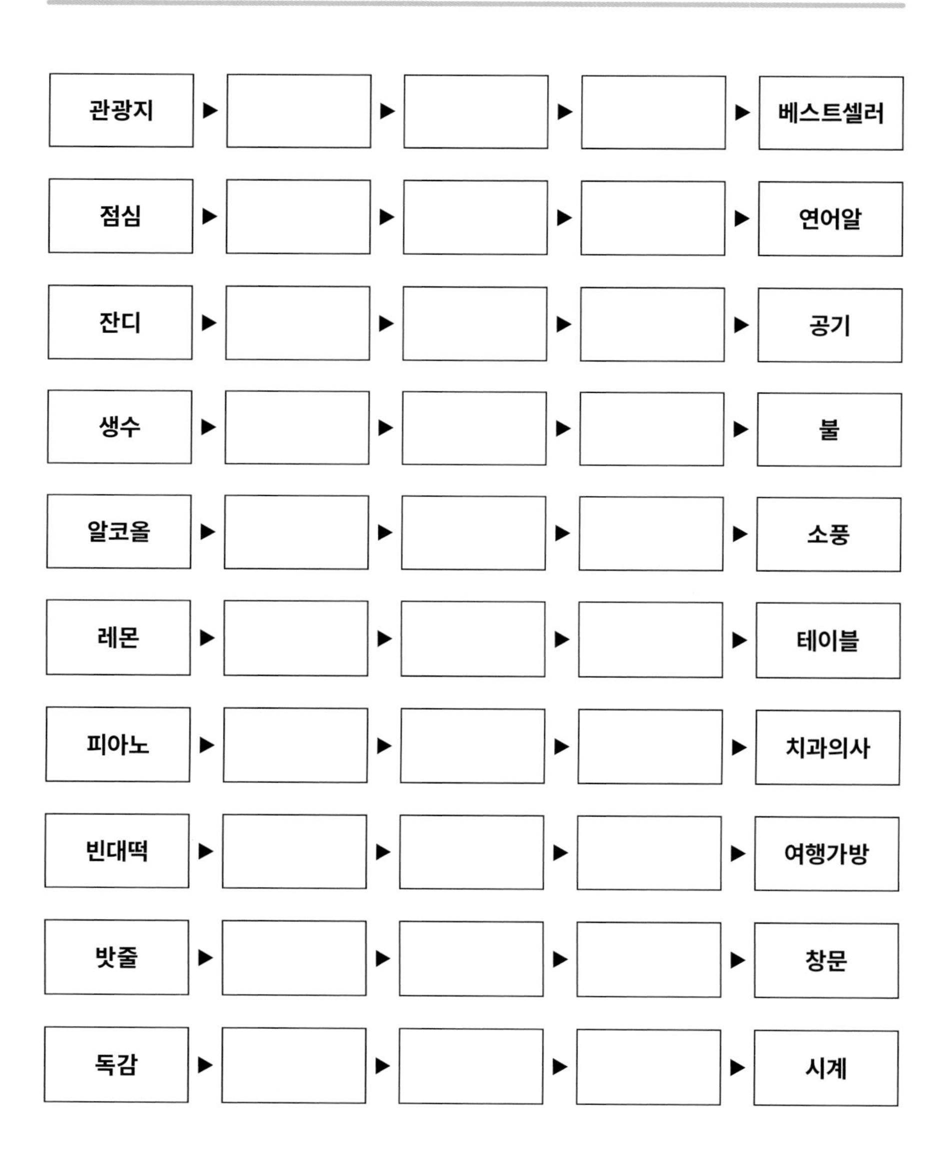

관광지				베스트셀러
점심				연어알
잔디				공기
생수				불
알코올				소풍
레몬				테이블
피아노				치과의사
빈대떡				여행가방
밧줄				창문
독감				시계

실전테스트 2

맨 왼쪽 칸부터 연상되는 단어를 채우면서
오른쪽 끝 단어까지 연결해보세요.

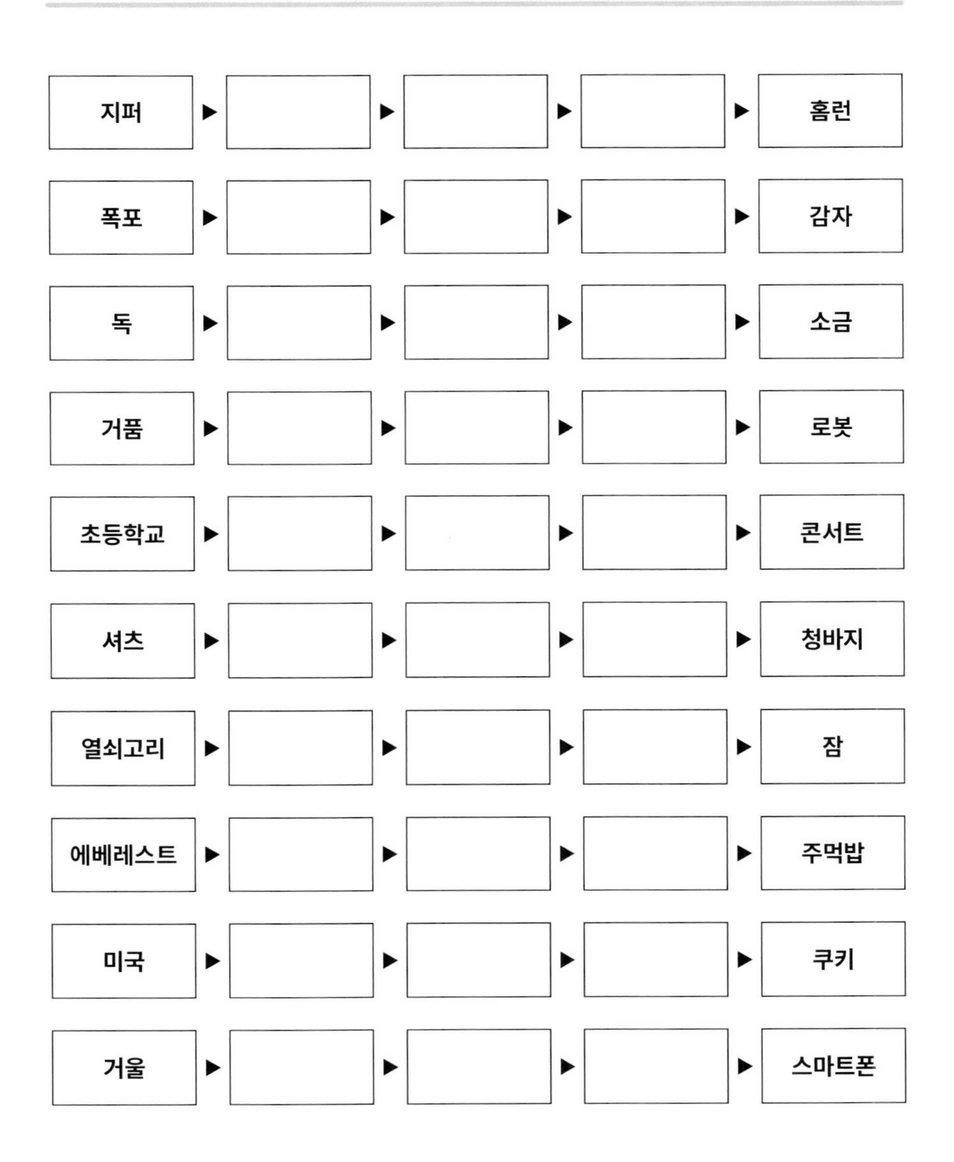

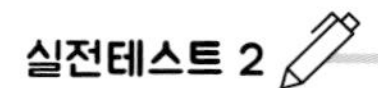

맨 왼쪽 칸부터 연상되는 단어를 채우면서
오른쪽 끝 단어까지 연결해보세요.

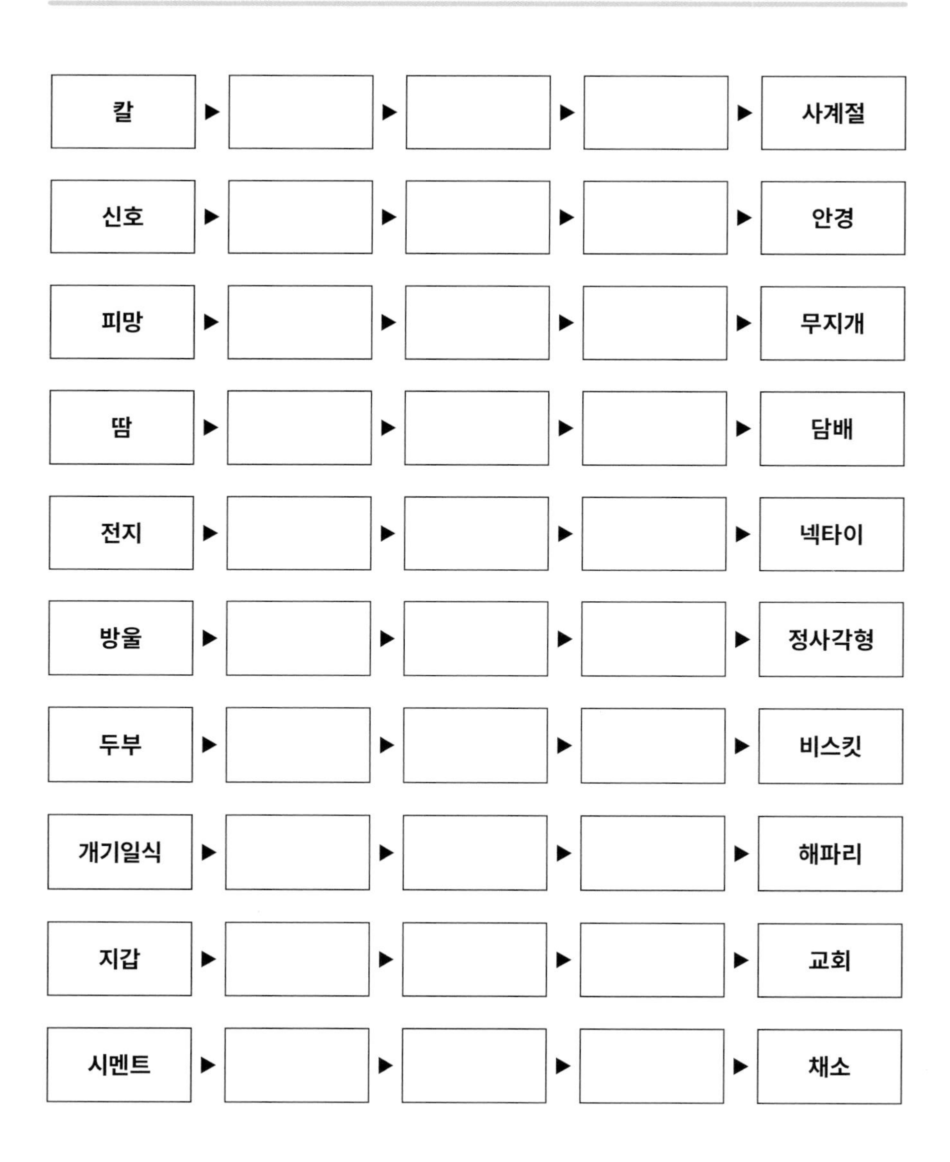

칼	▶		▶		▶		▶	사계절
신호	▶		▶		▶		▶	안경
피망	▶		▶		▶		▶	무지개
땀	▶		▶		▶		▶	담배
전지	▶		▶		▶		▶	넥타이
방울	▶		▶		▶		▶	정사각형
두부	▶		▶		▶		▶	비스킷
개기일식	▶		▶		▶		▶	해파리
지갑	▶		▶		▶		▶	교회
시멘트	▶		▶		▶		▶	채소

맨 왼쪽 칸부터 연상되는 단어를 채우면서
오른쪽 끝 단어까지 연결해보세요.

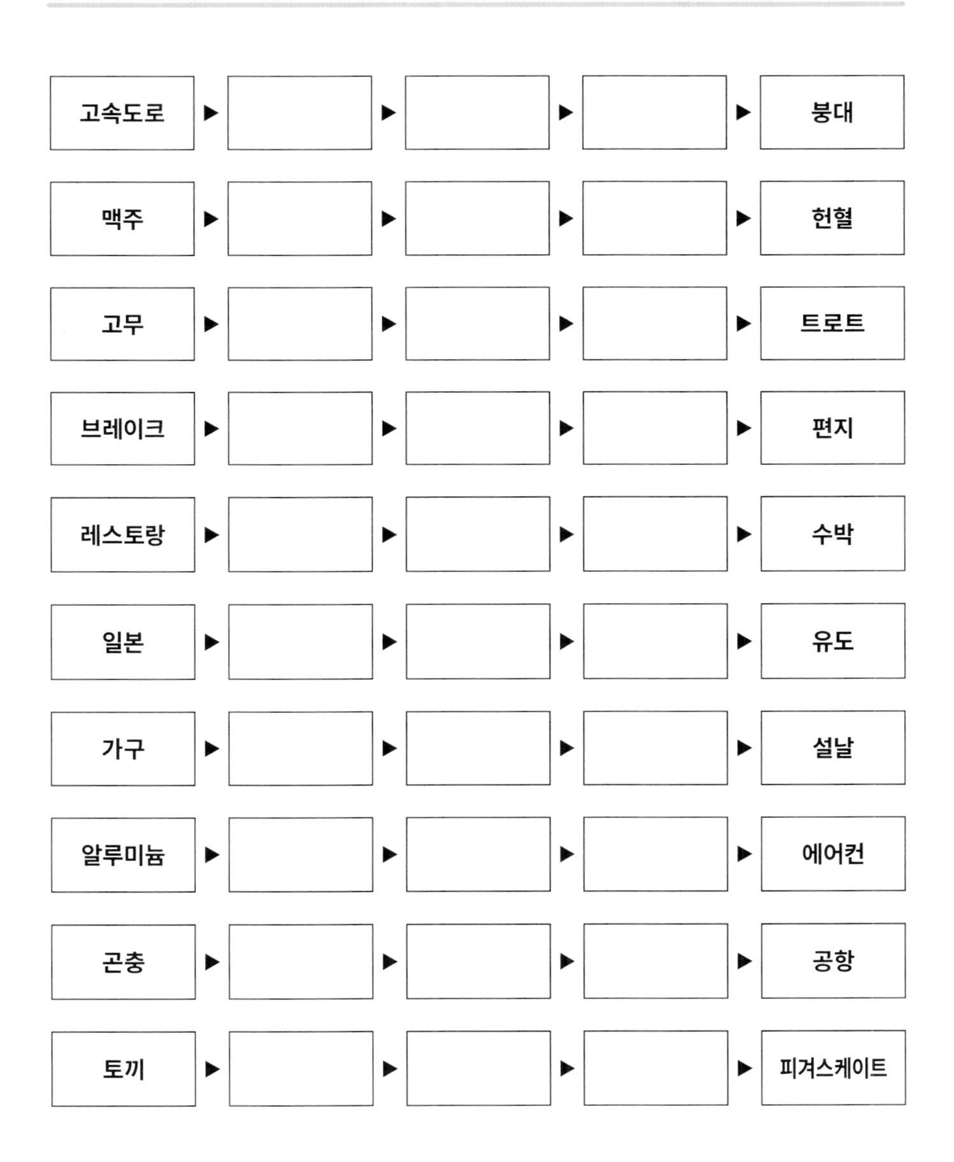

고속도로 ▶	▶	▶	▶	붕대
맥주 ▶	▶	▶	▶	헌혈
고무 ▶	▶	▶	▶	트로트
브레이크 ▶	▶	▶	▶	편지
레스토랑 ▶	▶	▶	▶	수박
일본 ▶	▶	▶	▶	유도
가구 ▶	▶	▶	▶	설날
알루미늄 ▶	▶	▶	▶	에어컨
곤충 ▶	▶	▶	▶	공항
토끼 ▶	▶	▶	▶	피겨스케이트

두뇌 회전이 빨라지는 분류 센서 훈련법

분류 센서 훈련을 충분히 하면 기억력 외에도 다른 효과를 얻을 수 있습니다. 바로 두뇌 회전이 빨라진다는 것입니다.

유명 앵커나 연기자들을 떠올려보세요. 두뇌 회전이 빠른 사람의 특징을 알 수 있을 겁니다. 그들은 누군가 갑작스럽게 의견을 물어보거나, 낯선 주제가 주어져도 순식간에 답을 내놓죠. 두뇌 회전이 빠르기 때문에 그럴 수 있는 겁니다. 그들은 주어진 과제의 핵심을 재빨리 파악한 뒤, 그것과 공통점이 있는 이야기를 눈 깜짝할 사이에 머릿속에 주르륵 나열합니다. 그런 다음에는 실제로 입 밖에 내놓을 만한 화제를 고르기만 하면 되죠. 이들은 분류 센서를 갖추고 있는 사람임이 틀림없습니다. 게다가 분류 센서가 작동하면 아이디어를 내거나 글을 쓰는 등 아웃풋 능력까지 비약적으로 향상됩니다.

일상에서도 실천할 수 있는 분류 센서 훈련이 있어 소개해드립니다. 방법은 간단합니다. 단어를 하나 설정하고 그 단어의 상위 개념 또는 하위 개념인 명사를 찾는 것입니다. 상위 개념으로는 추상적인 단어를, 하위 개념으로는 구체적인 단어를 찾으면 됩니다.

예를 들어 '개'라는 단어를 설정했다면 상위 개념으로 '포유류'를 찾을 수 있습니다. 그보다 더 상위 개념으로는 '동물'을 찾을 수도 있죠. 처음에 설정한 명사가 추상적이라면 구체적으로 접근해도 됩니다. '동물'로 시작했을 때 하위 개념인 '포유류'를 지나, 조금 더 하위 개념인 '개'를 찾는 식으로 말입니다. 최소 두 단계까지 가급적 빠르게 찾는 습관을 들입시다. 물론 두 단계 이상 진행해도 좋습니다.

이 훈련은 신문을 읽다가 대충 손가락으로 짚은 단어부터 시작하거나 지하철 안에서 문득 눈에 띈 단어로 연습하는 등 언제 어디서든 시도할 수 있습니다. 특별한 도구가 필요 없으니 꼭 한 번 시도해보기 바랍니다.

정답

실전테스트 1 ❶

	공통점	공통점이 없는 단어
❶	빨간색이다	오이
❷	달다	매실장아찌
❸	둥글다	엽서
❹	무겁다	깃털
❺	차갑다	끓인 물
❻	위험하다	갓난아기
❼	빛이 난다	동굴
❽	눈에 보이지 않는다	손
❾	재미있다	전쟁
❿	부드럽다	삶은 달걀

실전테스트 1 ❷

	공통점	공통점이 없는 단어
❶	검다	우유
❷	시다	슈크림
❸	사각형이다	피라미드
❹	가볍다	아령
❺	뜨겁다	수돗물
❻	'ㅇ'으로 시작하는 국가명이다	캐나다
❼	단단하다	점토
❽	길쭉하다	돋보기
❾	하늘을 날 수 있다	거북이
❿	여름과 관련이 있다	낙엽

실전테스트 1 ❸

	공통점	공통점이 없는 단어
❶	희다	립스틱
❷	맵다	수박
❸	원형이다	바게트
❹	건강하기 위해 필요하다	술
❺	구기종목이다	펜싱
❻	투명하다	커튼
❼	탄성이 있다	돌
❽	무섭다	애완동물
❾	연소되는 물질이다	바닷물
❿	편의점에 있다	하늘

실전테스트 1 ❹

	공통점	공통점이 없는 단어
❶	노랗다	잔디
❷	쓰다	푸딩
❸	빠르다	달팽이
❹	미끄럽다	스파이크
❺	악기다	헬멧
❻	냄새가 지독하다	비누
❼	꽃이다	사파이어
❽	겨울과 관련이 있다	루프탑
❾	아시아 국가다	스웨덴
❿	녹는다	연필

실전테스트 1 ❺

	공통점	공통점이 없는 단어
❶	가전제품이다	책
❷	향기가 좋다	암모니아
❸	전자제품이다	주사위
❹	딱딱하다	쿠션
❺	학교와 관련이 있다	지하철
❻	회전한다	63빌딩
❼	받침에 'ㄴ'이 쓰였다	지우개
❽	물고기다	키조개
❾	미국 대통령이다	시라크
❿	탄수화물이 많은 식품이다	두부

실전테스트 1 ❻

	공통점	공통점이 없는 단어
❶	액체다	각설탕
❷	무언가를 매거나 묶는 데 사용한다	줄넘기
❸	어딘가에 붙인다	카펫
❹	가시가 있다	금붕어
❺	비싸다	콩나물
❻	손으로 쥐어서 사용한다	선글라스
❼	주스를 만들 때 사용하는 재료다	표고버섯
❽	필기도구다	빨대
❾	고기다	달걀찜
❿	전기가 필요하다	풍차

※정답 예시입니다. 다른 답도 가능합니다.

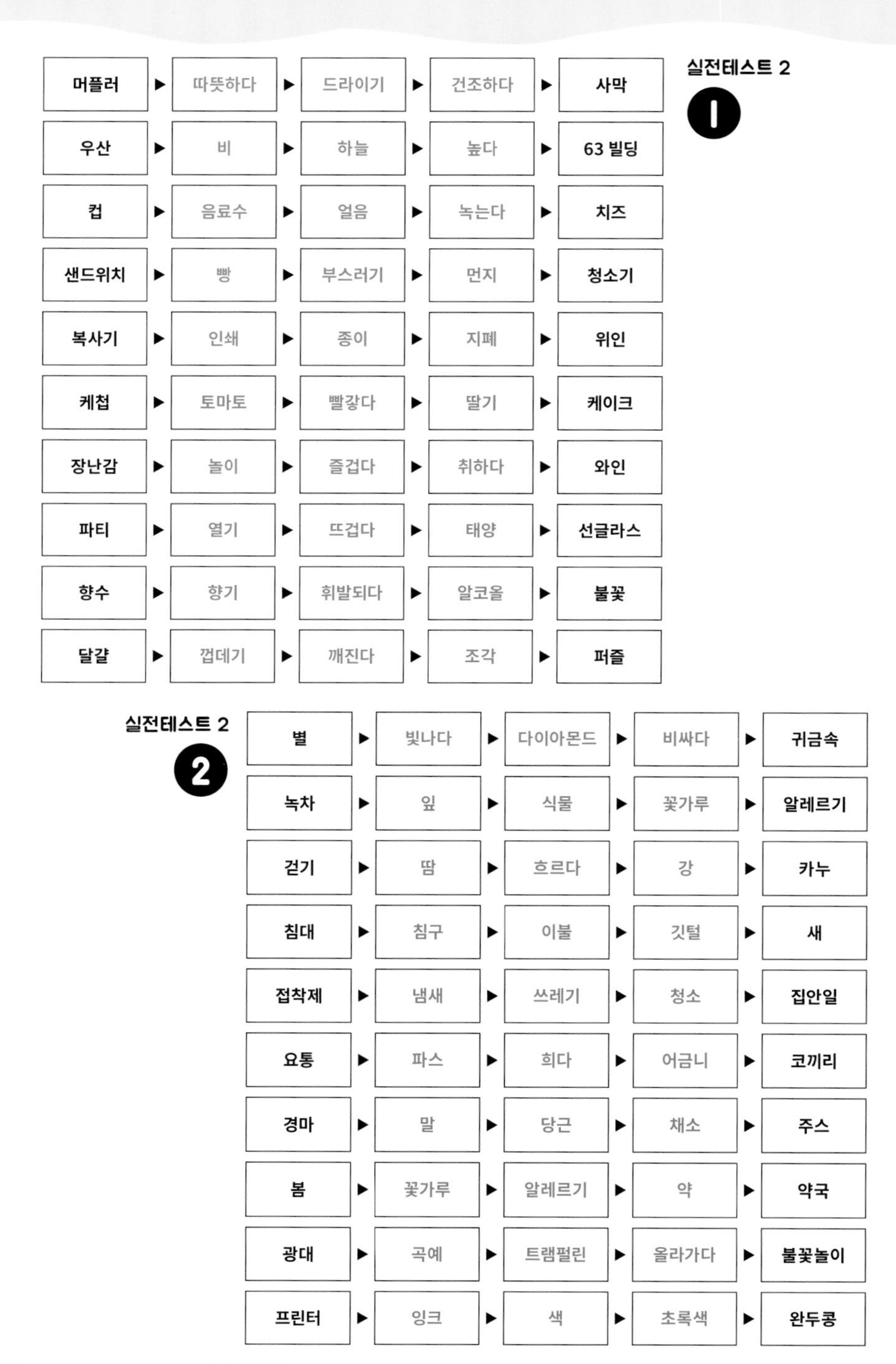

실전테스트 2 ❶

머플러 ▶	따뜻하다 ▶	드라이기 ▶	건조하다 ▶	사막
우산 ▶	비 ▶	하늘 ▶	높다 ▶	63 빌딩
컵 ▶	음료수 ▶	얼음 ▶	녹는다 ▶	치즈
샌드위치 ▶	빵 ▶	부스러기 ▶	먼지 ▶	청소기
복사기 ▶	인쇄 ▶	종이 ▶	지폐 ▶	위인
케첩 ▶	토마토 ▶	빨갛다 ▶	딸기 ▶	케이크
장난감 ▶	놀이 ▶	즐겁다 ▶	취하다 ▶	와인
파티 ▶	열기 ▶	뜨겁다 ▶	태양 ▶	선글라스
향수 ▶	향기 ▶	휘발되다 ▶	알코올 ▶	불꽃
달걀 ▶	껍데기 ▶	깨진다 ▶	조각 ▶	퍼즐

실전테스트 2 ❷

별 ▶	빛나다 ▶	다이아몬드 ▶	비싸다 ▶	귀금속
녹차 ▶	잎 ▶	식물 ▶	꽃가루 ▶	알레르기
걷기 ▶	땀 ▶	흐르다 ▶	강 ▶	카누
침대 ▶	침구 ▶	이불 ▶	깃털 ▶	새
접착제 ▶	냄새 ▶	쓰레기 ▶	청소 ▶	집안일
요통 ▶	파스 ▶	희다 ▶	어금니 ▶	코끼리
경마 ▶	말 ▶	당근 ▶	채소 ▶	주스
봄 ▶	꽃가루 ▶	알레르기 ▶	약 ▶	약국
광대 ▶	곡예 ▶	트램펄린 ▶	올라가다 ▶	불꽃놀이
프린터 ▶	잉크 ▶	색 ▶	초록색 ▶	완두콩

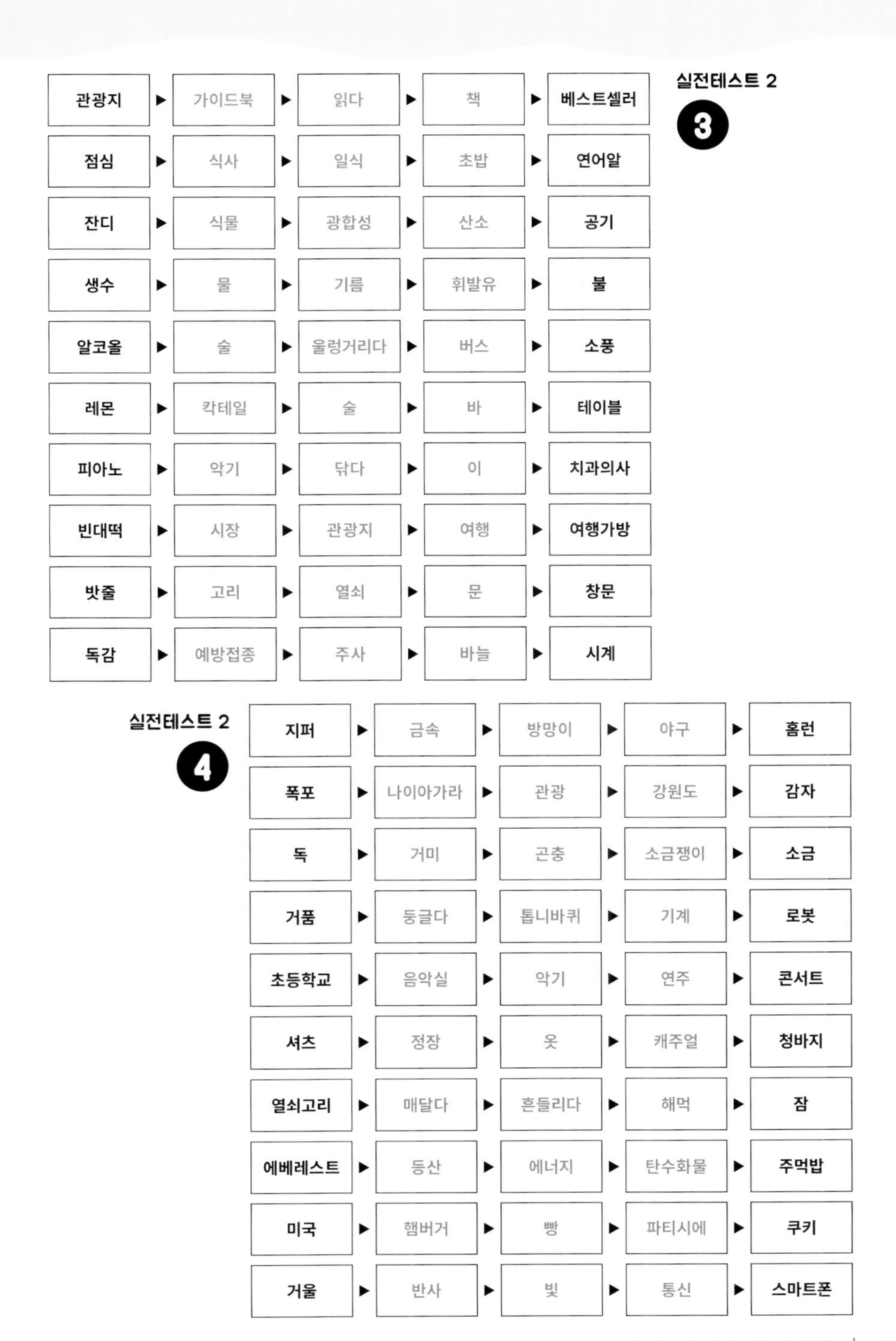
실전테스트 2
3
관광지 ▶ 가이드북 ▶ 읽다 ▶ 책 ▶ 베스트셀러
점심 ▶ 식사 ▶ 일식 ▶ 초밥 ▶ 연어알
잔디 ▶ 식물 ▶ 광합성 ▶ 산소 ▶ 공기
생수 ▶ 물 ▶ 기름 ▶ 휘발유 ▶ 불
알코올 ▶ 술 ▶ 울렁거리다 ▶ 버스 ▶ 소풍
레몬 ▶ 칵테일 ▶ 술 ▶ 바 ▶ 테이블
피아노 ▶ 악기 ▶ 닦다 ▶ 이 ▶ 치과의사
빈대떡 ▶ 시장 ▶ 관광지 ▶ 여행 ▶ 여행가방
밧줄 ▶ 고리 ▶ 열쇠 ▶ 문 ▶ 창문
독감 ▶ 예방접종 ▶ 주사 ▶ 바늘 ▶ 시계
실전테스트 2
4
지퍼 ▶ 금속 ▶ 방망이 ▶ 야구 ▶ 홈런
폭포 ▶ 나이아가라 ▶ 관광 ▶ 강원도 ▶ 감자
독 ▶ 거미 ▶ 곤충 ▶ 소금쟁이 ▶ 소금
거품 ▶ 둥글다 ▶ 톱니바퀴 ▶ 기계 ▶ 로봇
초등학교 ▶ 음악실 ▶ 악기 ▶ 연주 ▶ 콘서트
셔츠 ▶ 정장 ▶ 옷 ▶ 캐주얼 ▶ 청바지
열쇠고리 ▶ 매달다 ▶ 흔들리다 ▶ 해먹 ▶ 잠
에베레스트 ▶ 등산 ▶ 에너지 ▶ 탄수화물 ▶ 주먹밥
미국 ▶ 햄버거 ▶ 빵 ▶ 파티시에 ▶ 쿠키
거울 ▶ 반사 ▶ 빛 ▶ 통신 ▶ 스마트폰

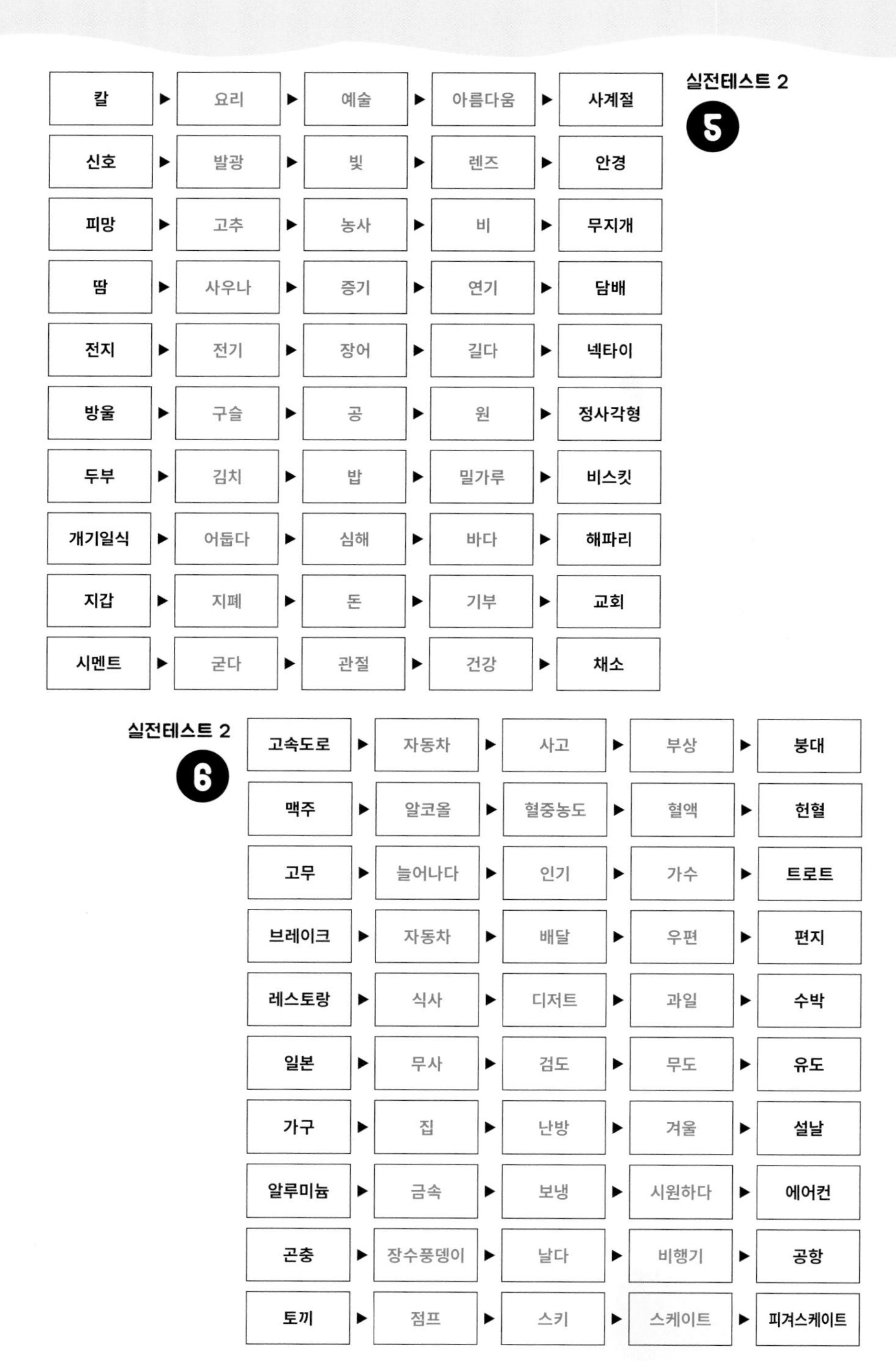

실전테스트 2 ⑤

칼 ▶	요리 ▶	예술 ▶	아름다움 ▶	사계절
신호 ▶	발광 ▶	빛 ▶	렌즈 ▶	안경
피망 ▶	고추 ▶	농사 ▶	비 ▶	무지개
땀 ▶	사우나 ▶	증기 ▶	연기 ▶	담배
전지 ▶	전기 ▶	장어 ▶	길다 ▶	넥타이
방울 ▶	구슬 ▶	공 ▶	원 ▶	정사각형
두부 ▶	김치 ▶	밥 ▶	밀가루 ▶	비스킷
개기일식 ▶	어둡다 ▶	심해 ▶	바다 ▶	해파리
지갑 ▶	지폐 ▶	돈 ▶	기부 ▶	교회
시멘트 ▶	굳다 ▶	관절 ▶	건강 ▶	채소

실전테스트 2 ⑥

고속도로 ▶	자동차 ▶	사고 ▶	부상 ▶	붕대
맥주 ▶	알코올 ▶	혈중농도 ▶	혈액 ▶	헌혈
고무 ▶	늘어나다 ▶	인기 ▶	가수 ▶	트로트
브레이크 ▶	자동차 ▶	배달 ▶	우편 ▶	편지
레스토랑 ▶	식사 ▶	디저트 ▶	과일 ▶	수박
일본 ▶	무사 ▶	검도 ▶	무도 ▶	유도
가구 ▶	집 ▶	난방 ▶	겨울 ▶	설날
알루미늄 ▶	금속 ▶	보냉 ▶	시원하다 ▶	에어컨
곤충 ▶	장수풍뎅이 ▶	날다 ▶	비행기 ▶	공항
토끼 ▶	점프 ▶	스키 ▶	스케이트 ▶	피겨스케이트

Chapter

4

한 번 외운 것은 평생 잊어버리지 않는다

조합 센서 강화 훈련

실력테스트

아래 그림은 무엇을 나타내는 걸까요? 힌트를 드리죠.
우리와 늘 함께하는 것이고, 그림은 이름의
첫 글자들만 따서 나타낸 것입니다.

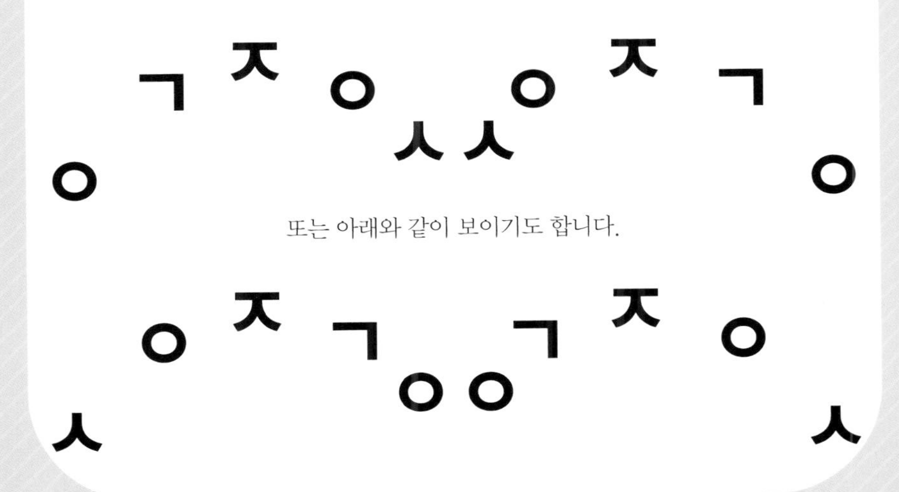

• 조합 센서 강화 훈련 정답 •

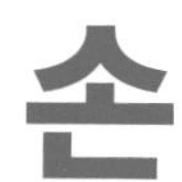

손

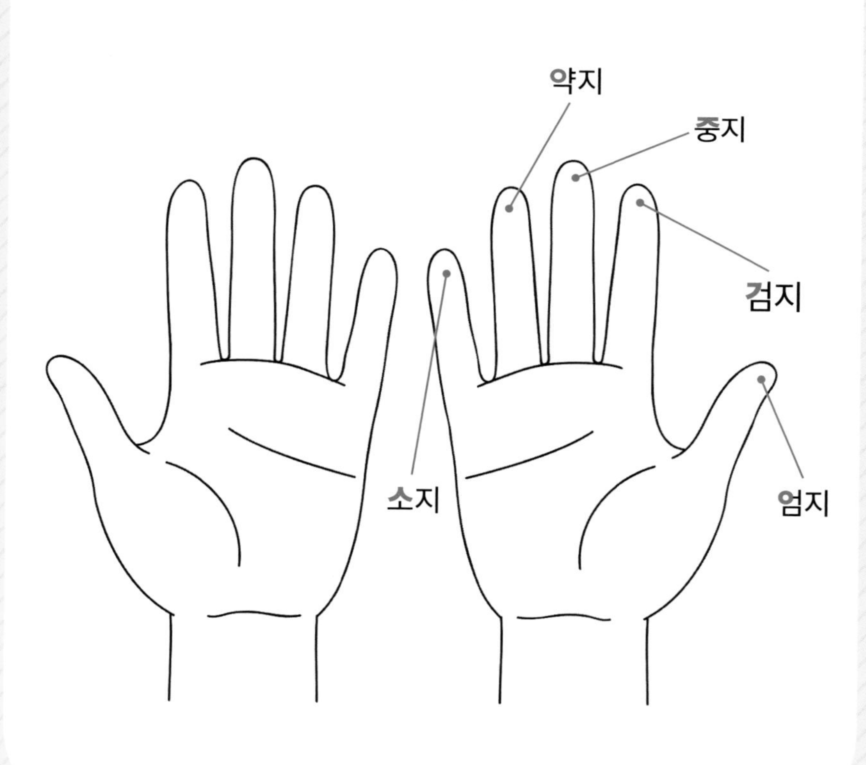

정답을 맞혔나요? 핵심은 문제 속 '우리와 늘 함께하는 것'이라는 표현이었습니다. 이것을 단서로 삼으면 자신이 가진 기존의 정보와 조합할 수 있는 것입니다. 새로운 정보를 기억할 때도 '내가 가진 지식이나 사고방식과 같을까? 다를까?' 하는 생각으로 살피면 이미 가지고 있는 정보를 참고하여 대단히 효율적으로 정보를 습득할 수 있습니다. 반대로 이런 의식이 없으면 모든 대상을 새로운 지식으로 저장해야 하고, 그만큼 기억하는 데도 시간이 많이 걸리죠. 그럼 지금부터 자신의 기존 지식과 새로운 지식을 비교해보는 의식인 '조합 센서'에 대해 설명하겠습니다.

외우는 데 시간이
너무 오래 걸린다?

심리학에서는 기존에 가지고 있는 지식이나 사고방식을 '스키마 schema'라고 부릅니다. 평소에는 잘 느끼지 못하지만, 스키마는 일상의 모든 상황에 존재합니다. 식당에서 주문하는 방법이나 교통수단을 이용하는 방법 등 수많은 스키마가 있기 때문에 우리는 자연스럽게 행동할 수 있습니다. 스키마를 이용하면 새로운 지식이나 기능도 효율적으로 습득할 수 있습니다.

무언가를 새로 공부하거나 배우기 시작했다고 칩시다. 사전 지식이 하나도 없는 상태에서 시작할 때와 '이 논리와 체계는 내가 아는 그것과 비슷하구나!'라고 생각하면서 임할 때를 비교해볼까요? 당연히 기존 지식과 새로운 지식을 비교하면서 임할 때가 더 효율적일 겁니다. 기존 지식을 그대로 활용할 수 있으면 동일한 사고방식을 적용할 수 있어서 이해나 습득의 속도가 빨라지기 때문입니다.

게다가 앞서 언급했듯이 감정이 생겨났을 때 기억한 내용은 머리에 쉽게 남습니다. 기존 지식이 새로운 지식을 잘 이끌어주기 때문에 뇌가 친숙한 느낌을 받으면서 기억이 강화되기도 하는 것이죠. 일치하는 스키마가 없는 것도 장점이 될 수 있습니다. 스키마를 찾는 행위 자체가 새로운 지식에 관해 깊이 생각하는 행위이기 때문에 기억을 강화하는 효과로 이어지는 것이죠.

이런 효과를 얻으려면 새로운 정보를 기억하거나 공부할 때 그것이 이미 알고 있는 논리인지, 구성이나 체계가 기존에 알고 있는 것과 같은지를 잘 따져봐야 합니다. 자신의 스키마와 대조해보는 의식, 즉 '조합 센서'를 활용하라는 말이죠. 지금부터 조합 센서를 장착하기 위한 훈련을 해보겠습니다.

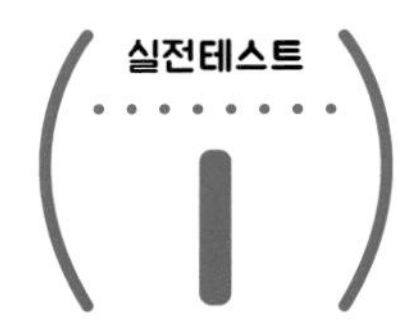

올바른 단어로 고치기

제시된 단어는 문자 배열이 뒤섞여있습니다. 올바른 단어가 되도록 배열을 고쳐보세요.

연습문제 **뒤섞인 문자 배열을 고쳐 올바른 단어를 만들어보세요.**

철 지 하

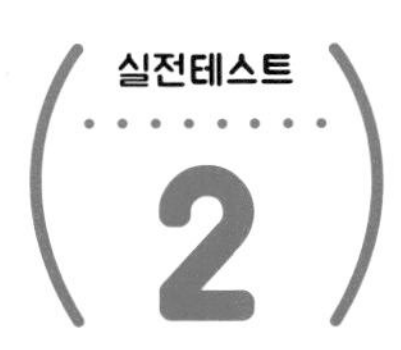

힌트 보고 단어 유추하기

주어진 4개의 힌트를 보고 공통으로 연상되는 단어 하나를 찾으세요.

연습문제 **주어진 4개의 힌트를 보고 공통으로 연상되는 단어를 찾으세요.**

컵	불투명
방탄	투명

➡

실전테스트 1 연습문제

정답

지	하	철

실전테스트 2 연습문제

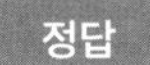

컵	불투명
방탄	투명

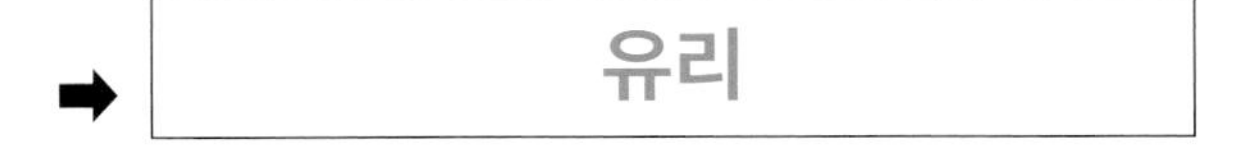

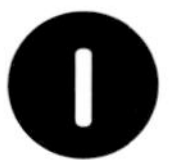

뒤섞인 문자 배열을 고쳐
올바른 단어를 만들어보세요.

투 포 르 갈

라 귀 뚜 미

장 전 판 기

퓨 터 컴

기 레 통 쓰

러 브 글

퍼 스 캠

구 군 고 마

얼 말 룩

소 세 탁

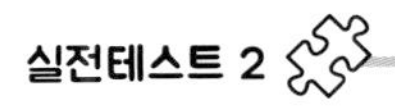

주어진 4개의 힌트를 보고
공통으로 연상되는 단어를 찾으세요.

❶

병원	필름
촬영	X선

➡

❷

종	108배
경전	스님

➡

❸

여의도	연인
밤하늘	폭죽

➡

❹

바다	파도
바람	스포츠

➡

❺

짜다	바다
빛	조미료

➡

❻

중국	일본
검정시험	문자

➡

❼

케이크	정전
희망	불꽃

➡

❽

캐롤	선물
트리	굴뚝

➡

❾

비	아치
프리즘	7

➡

❿

TV	캐스터
우산	기상청

➡

주어진 4개의 힌트를 보고
공통으로 연상되는 단어를 찾으세요.

❶

우유	유산균
플레인	발효

➡

❷

제주도	관광
눈	등산

➡

❸

공사	머리
오토바이	안전

➡

❹

도복	기합
띠	호신술

➡

❺

이별	눈물
입학	학사모

➡

❻

기사	자동차
예약	합승

➡

❼

줄	악기
밴드	일렉트릭

➡

❽

올인	중독
경마	카지노

➡

❾

이산화탄소	햇빛
산소	식물

➡

❿

스파이	암살
거북이	만화

➡

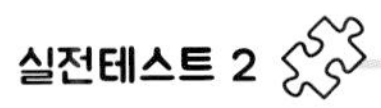

주어진 4개의 힌트를 보고 공통으로 연상되는 단어를 찾으세요.

❶

EU	소시지
맥주	벤츠

➡

❷

운동	칼로리
건강	체중

➡

❸

티켓	회전목마
롤러코스터	관람차

➡

❹

TV	표준어
뉴스	기자

➡

❺

겨울	사이다
감자	김치

➡

❻

토끼	보름
절구	해

➡

❼

수증기	증발
가스	액체

➡

❽

돈	강도
ATM	통장

➡

❾

콩	중독
졸음	카페인

➡

❿

얼음	음악
점프	꽃다발

➡

오래 기억하도록 도와주는 조합 센서 훈련법

스키마를 늘리고 조합 센서를 최대한 활용하기 위해서는 독서보다 좋은 방법이 없습니다. 기억력을 포함해 두뇌 회전이 비상한 사람들은 예외없이 독서를 생활화하고 있죠. '난 책 읽는 속도가 느린데….' 걱정하는 사람이 있을지도 모르겠습니다. 하지만 속독을 배우지 않았더라도 읽는 속도는 독서량에 비례하여 빨라지기 마련입니다. 독서량과 함께 지식, 즉 스키마도 늘기 때문이죠.

이를 역으로 이용해 읽는 속도를 평소의 2배로 높이면 조합 센서를 단련할 수 있습니다. 한 페이지 읽는 데 1분이 걸리던 사람은 30초, 30초가 걸리던 사람은 15초를 목표로 시도해보세요. 책을 빨리 읽으려면 이해 속도를 높여야 하는데, 빠른 속도로 이해하려면 조합 센서가 왕성하게 작동해야 하는 원리를 이용한 겁니다. 처음에는 잘되지 않겠지만 계속 시도하는 동안에 뇌가 그 상태에 익숙해지고, 조합 센서가 단련될 겁니다.

물론 빨리 읽으면 한 번에 이해하기 어려울 수도 있습니다. 하지만 차분하게 한 번 정독하는 것보다 대충 빠르게 읽는 편이 기억에는 훨씬 효과적입니다. 이를 '분산 효과'라고 부릅니다. 이를테면 영어 단어 100개를 4시간 만에 외워야 하는 상황을 가정해봅시다. A는 4시간 동안 줄곧 열심히 단어 100개를 모두 외웠고, B는 하루에 1시간씩, 4일 동안 암기를 반복했습니다. A와 B 모두 동일하게 4시간을 들여 단어를 외웠지만, 외운 단어들을 더 오래 기억하는 사람은 B입니다. 다시 말해, 같은 시간을 투자한다면 읽는 속도가 빨라야 더 큰 효과를 거둘 수 있다는 것입니다. 조합 센서를 단련하면서 책의 내용도 오랫동안 기억할 수 있는 거죠. 물론 속도에 상관없이 읽기만 해도 스키마는 늘어나므로 자연스러운 속도로 읽고 싶은 사람은 그렇게 해도 상관없습니다.

●정답

실전테스트 1

1

투	포	르	갈
포	르	투	갈

라	귀	뚜	미
귀	뚜	라	미

장	전	판	기
전	기	장	판

퓨	터	컴
컴	퓨	터

기	레	통	쓰
쓰	레	기	통

러	브	글
글	러	브

퍼	스	캠
캠	퍼	스

구	군	고	마
군	고	구	마

얼	말	룩
얼	룩	말

소	세	탁
세	탁	소

실전테스트 1

2

깎	톱	손	이
손	톱	깎	이

승	초	달
초	승	달

산	기	계
계	산	기

식	장	품
장	식	품

라	나	하	늘
하	늘	나	라

드	갑	지	카
카	드	지	갑

지	장	정	바
정	장	바	지

병	온	보
보	온	병

자	사	춤
사	자	춤

기	구	도	필
필	기	도	구

실전테스트 1

3

치 스 위

스	위	치

카 리 파 프

파	프	리	카

접 이 기 종

종	이	접	기

금 통 저

저	금	통

이 타 머

타	이	머

요 판 리 철

철	판	요	리

방 덩 아 엉

엉	덩	방	아

도 속 감

속	도	감

서 경 찰

경	찰	서

인 늑 대 간

늑	대	인	간

실전테스트 1

마 리 스 크 스

크	리	스	마	스

람 눈 사

눈	사	람

이 테 착 프 접

접	착	테	이	프

렐 데 신 라

신	데	렐	라

빙 팥 수

팥	빙	수

팔 름 씨

팔	씨	름

올 이 린 바

바	이	올	린

이 라 드 기

드	라	이	기

더 캘 린

캘	린	더

다 기 리 줄

줄	다	리	기

실전테스트 1

5

컵 그 머

머 그 컵

탈 봉 산 춤

봉 산 탈 춤

전 기 발

발 전 기

우 니 라 브

브 라 우 니

팽 달 이 민

민 달 팽 이

허 리 설

리 허 설

쿠 콩 르

콩 쿠 르

주 경 마

경 주 마

주 팔 사 자

사 주 팔 자

차 관 대 람

대 관 람 차

실전테스트 1

이 빙 다

다 이 빙

성 자 사 어

사 자 성 어

인 자 레 전 지

전 자 레 인 지

술 미 관

미 술 관

과 전 사 백

백 과 사 전

원 목 수

수 목 원

두 물 만

물 만 두

드 케 보 이 트 스

스 케 이 트 보 드

림 올 픽

올 림 픽

크 로 실 드

실 크 로 드

실전테스트 2

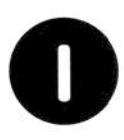

❶ 신호등	❻ 라면
❷ 밀가루	❼ 사자
❸ 제비	❽ 지구
❹ 다이아몬드	❾ 원자력
❺ 세종대왕	❿ 판다

실전테스트 2

❶ 의사	❻ 봄
❷ 이탈리아	❼ 심장
❸ 영화	❽ 아코디언
❹ 에디슨	❾ 태풍
❺ 노래방	❿ 트럼프

실전테스트 2

❶ 다리미	❻ 캘린더
❷ 축구	❼ 양배추
❸ 춤	❽ 고래
❹ 가위바위보	❾ 바둑
❺ 진주	❿ 수건

실전테스트 2

❶ 뢴트겐	❻ 한자
❷ 절	❼ 촛불
❸ 불꽃놀이	❽ 크리스마스
❹ 서핑	❾ 무지개
❺ 소금	❿ 일기예보

실전테스트 2

❶ 요구르트	❻ 택시
❷ 한라산	❼ 기타
❸ 헬멧	❽ 도박
❹ 태권도	❾ 광합성
❺ 졸업	❿ 닌자

실전테스트 2

❶ 독일	❻ 달
❷ 다이어트	❼ 기체
❸ 놀이공원	❽ 은행
❹ 아나운서	❾ 커피
❺ 고구마	❿ 피겨스케이트

※정답 예시입니다. 다른 답도 가능합니다.

Chapter

5

이름, 얼굴, 제목이 바로바로 떠오른다

이미지 센서 강화 훈련

실력테스트

먼저 그림이 없는 상태에서 그림에 대해 설명한 문장을 읽고 어떤 그림일지 상상해보세요. 그런 다음 해당하는 그림을 찾아보세요.

문장

정사각형 안에 원이 접해 있고, 정사각형과 원 사이의 공간은 검게 칠해져 있습니다. 정사각형과 원의 접점에는 가로와 세로로 2개의 선, 즉 원의 지름이 그어져 있습니다. 지름의 양끝인 점 4개의 바깥쪽에는 검은 삼각형의 꼭짓점이 접해 있습니다.

그림

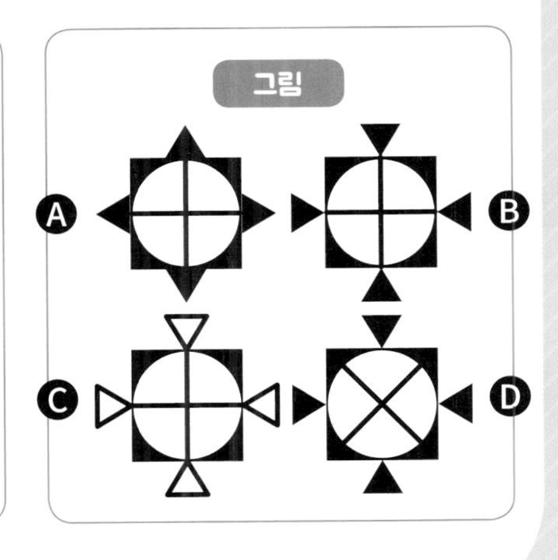

• 이미지 센서 강화 훈련 정답 •

B

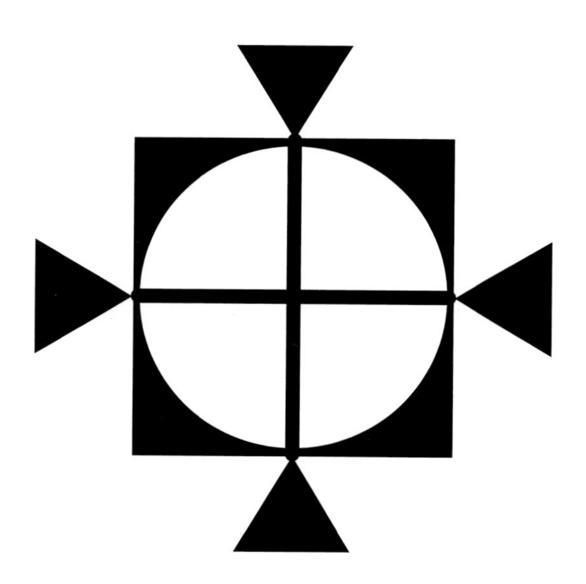

사람의 뇌는 이미지를 잘 기억하기 때문에 이미지를 활용하면 정보를 손쉽게 기억할 수 있습니다. '기억력은 이미지력'이라 해도 과언이 아닐 만큼 이미지의 힘은 절대적이죠. 하지만 앞서 문제를 풀 때는 문장에 맞는 정확한 이미지를 만들기가 의외로 어려웠을 겁니다. 평소 글을 쓰거나 읽을 때 문자로 기억하는 게 익숙해진 사람이 많을 테니까요. 게다가 일상에서는 이미지를 능동적으로 만들어낼 기회도 많지 않습니다. 그래서 이번에는 문자를 이미지로 바꾸려는 의식인 '이미지 센서'를 활용해 기억력을 강화하는 훈련을 해보겠습니다.

돌아서면 잊는다?

이쯤에서 실험을 하나 해보겠습니다. 눈을 감고 머릿속에 '판다'를 떠올려보세요. 아마도 대부분은 귀여운 판다의 '이미지'를 떠올리지 않았을까요? '판다'라는 글자 자체를 떠올린 사람은 없었을 겁니다. 이처럼 사람의 뇌는 문자보다는 그림이나 영상 같은 이미지를 더 잘 기억하고 더 잘 떠올립니다. 기억의 일종인 추억도 문자가 아닌 이미지로 머리에 입력된다는 것이 그 증거입니다.

세상에는 수많은 기억법이 있습니다. 세밀한 기술은 여럿 있지만, 본질이나 개념은 모두 동일합니다. '영상과 이미지로 기억하기'입니다. 단어와 숫자뿐 아니라 사람의 이름도 글자가 아니라 영상으로 변환되어 외워지는 것이 일반적입니다. 이 같은 뇌의 성질을 이용하면 훨씬 쉽고 빠르게 많은 정보를 기억할 수 있습니다. 이 챕터에서는 정보를 단어에서 이미지로 바꾸는 의식인 '이미지 센서'를 작동시키는 연습을 해보도록 하겠습니다.

새로운 이미지를 만들어내는 데 익숙하지 않으니 처음에는 분명 시간이 걸리겠죠. 하지만 조금도 어렵게 생각할 필요는 없습니다. 애초에 사람에게는 이미지를 떠올리는 능력이 있기 때문에 그저 익숙해지기만 하면 됩니다. 훈련을 통해 점점 수월하게 이미지가 떠오를 겁니다.

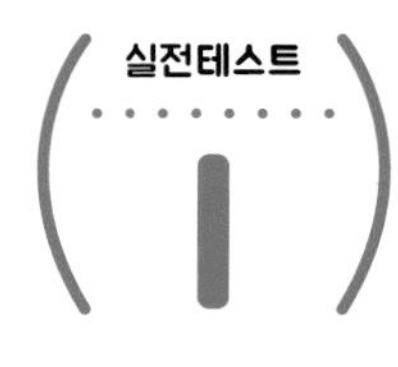

도형 기억해 재현하기

주어진 그림을 기억해서 별도의 종이에 그려보세요. 먼저 그림의 특징과 규칙을 말로 표현할 수 있을 만큼 정리한 뒤, 머릿속에서 그림을 떠올리는 것이 방법입니다. 그림을 떠올릴 수 있게 되면 아무것도 보지 않고 별도의 종이에 정확히 그려봅시다.

연습문제 **주어진 그림의 배열 및 색의 특징과 규칙을 찾아서 말로 변환한 뒤, 머릿속으로 이미지를 떠올려보세요. 그런 다음 아무것도 보지 않고 종이에 그려보세요.**

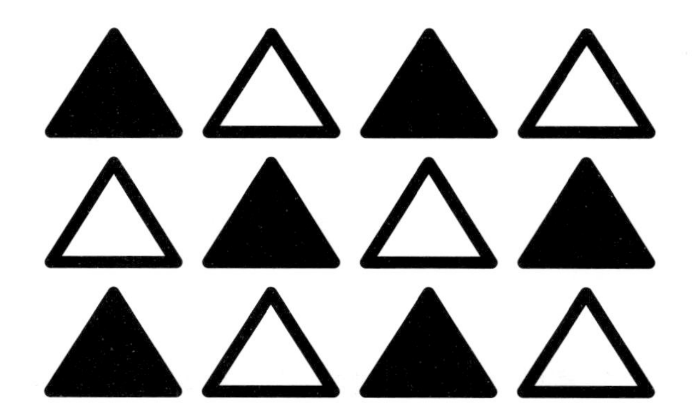

실전테스트 2

빈 칸에 들어갈 단어 기억하기

위아래로 짝을 이룬 단어 조합이 한 페이지에 20개 주어집니다. 위아래 2개의 단어를 조합했을 때 떠오르는 이미지를 기억해두세요. 가능한 한 재미있고, 임팩트가 큰 이미지를 떠올려야 기억하기 좋습니다. 20개를 다 떠올렸으면 이번에는 아무것도 보지 않고 이미지를 되살려가며 빈 칸에 들어갈 단어를 생각해내세요.

연습문제 **위아래 2개의 단어를 조합해 이미지를 만듭니다. 그런 다음 표의 빈 칸에 해당하는 단어를 기억해내서 채우세요.**

1	2	3
롤러코스터	토마토	커다란 불상
자유의 여신	볼펜	책가방

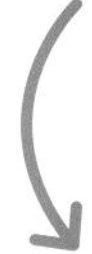

이미지 예시

1. **롤러코스터**에 **자유의 여신**이 탔다.
2. **토마토**에 **볼펜**이 꽂혀 있다.
3. **커다란 불상**이 **책가방**을 메고 있다.

1	2	3
롤러코스터	토마토	커다란 불상

실전테스트 1 연습문제

정답

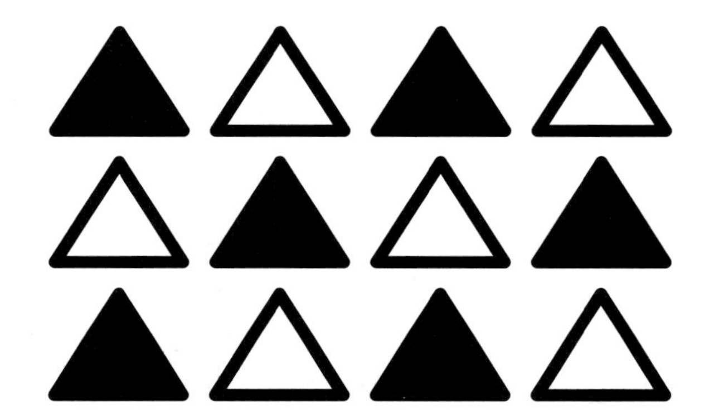

도형의 규칙과 특징

- 삼각형이 4개씩 3줄 나열되어 있다.
- 흑백이 번갈아가며 나열되어 있다.
- 줄마다 흑백의 위치가 어긋나 있다.

실전테스트 2 연습문제

정답

1	2	3
롤러코스터	토마토	커다란 불상
자유의 여신	볼펜	책가방

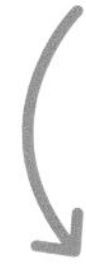

이미지 예시

1. **롤러코스터**에 **자유의 여신**이 탔다.
2. **토마토**에 **볼펜**이 꽂혀 있다.
3. **커다란 불상**이 **책가방**을 메고 있다.

1	2	3
롤러코스터	토마토	커다란 불상
자유의 여신	볼펜	책가방

실전테스트 1

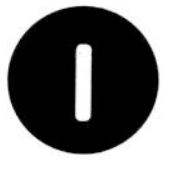

주어진 그림의 배열 및 색의 특징과 규칙을 찾아서
말로 변환한 뒤, 머릿속으로 이미지를 떠올려보세요.
그런 다음 아무것도 보지 않고 종이에 그려보세요.

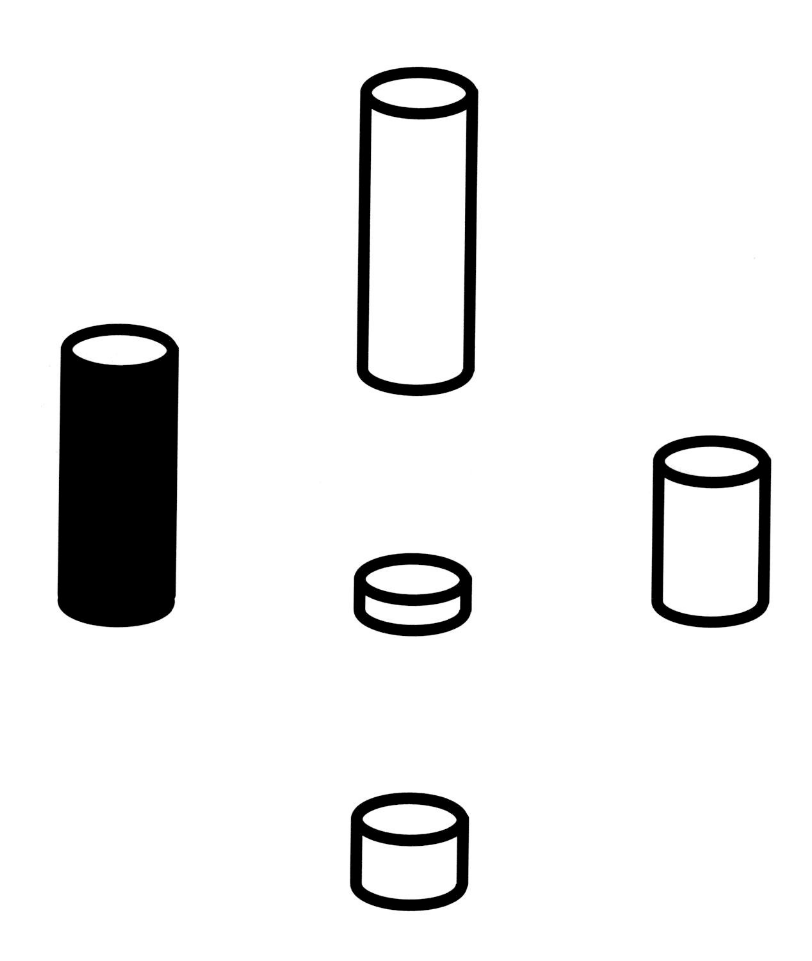

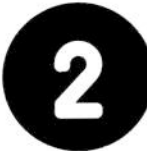

주어진 그림의 배열 및 색의 특징과 규칙을 찾아서
말로 변환한 뒤, 머릿속으로 이미지를 떠올려보세요.
그런 다음 아무것도 보지 않고 종이에 그려보세요.

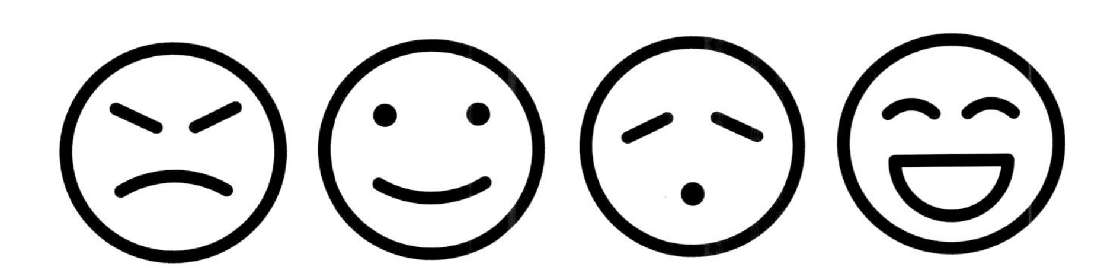

주어진 그림의 배열 및 색의 특징과 규칙을 찾아서
말로 변환한 뒤, 머릿속으로 이미지를 떠올려보세요.
그런 다음 아무것도 보지 않고 종이에 그려보세요.

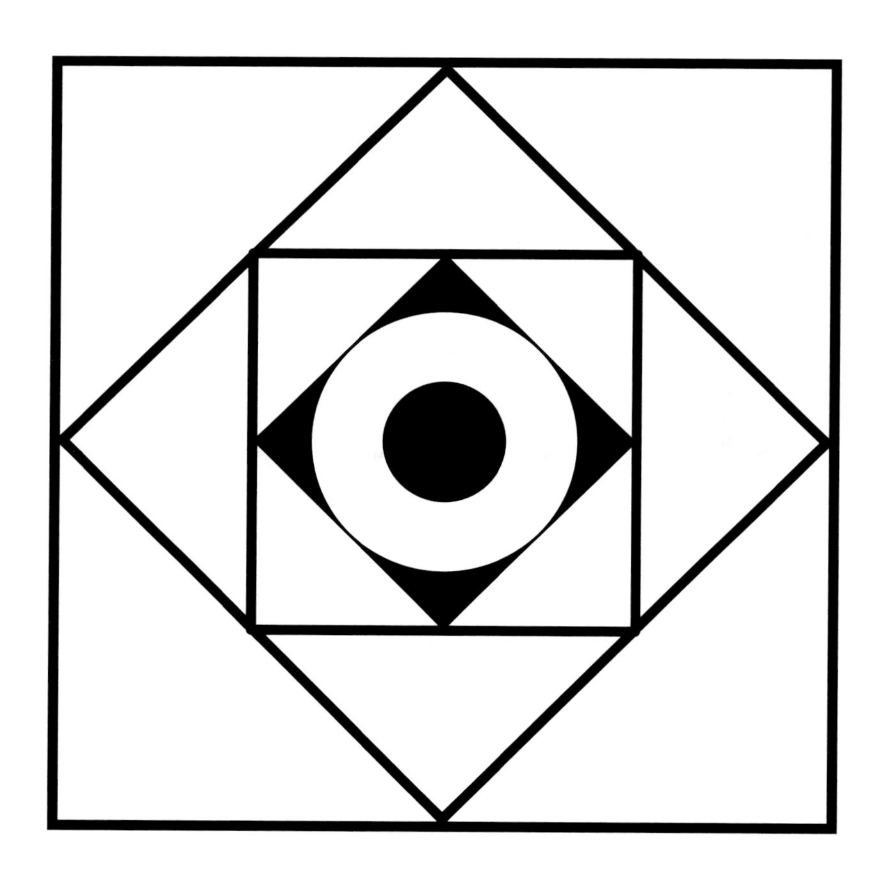

주어진 그림의 배열 및 색의 특징과 규칙을 찾아서
말로 변환한 뒤, 머릿속으로 이미지를 떠올려보세요.
그런 다음 아무것도 보지 않고 종이에 그려보세요.

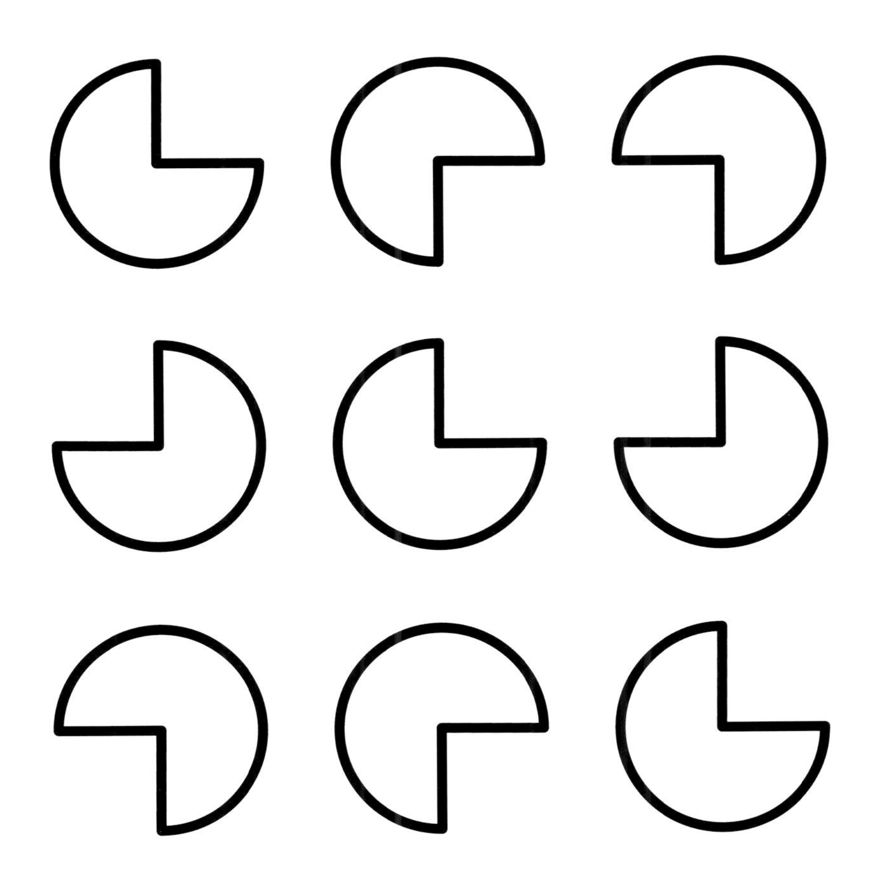

주어진 그림의 배열 및 색의 특징과 규칙을 찾아서
말로 변환한 뒤, 머릿속으로 이미지를 떠올려보세요.
그런 다음 아무것도 보지 않고 종이에 그려보세요.

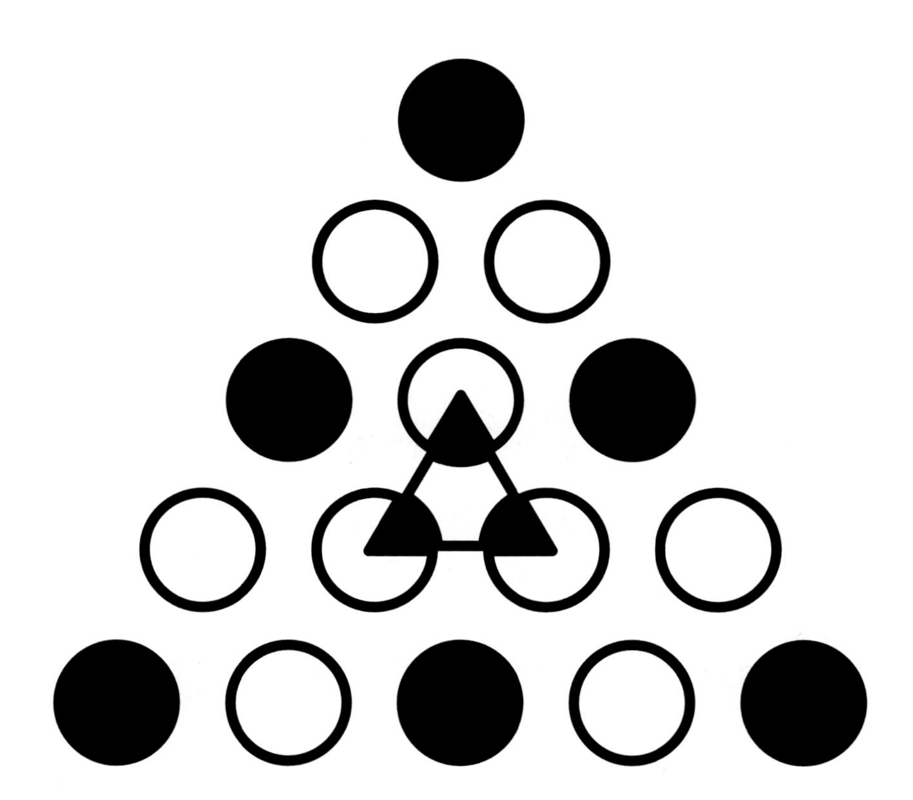

주어진 그림의 배열 및 색의 특징과 규칙을 찾아서
말로 변환한 뒤, 머릿속으로 이미지를 떠올려보세요.
그런 다음 아무것도 보지 않고 종이에 그려보세요.

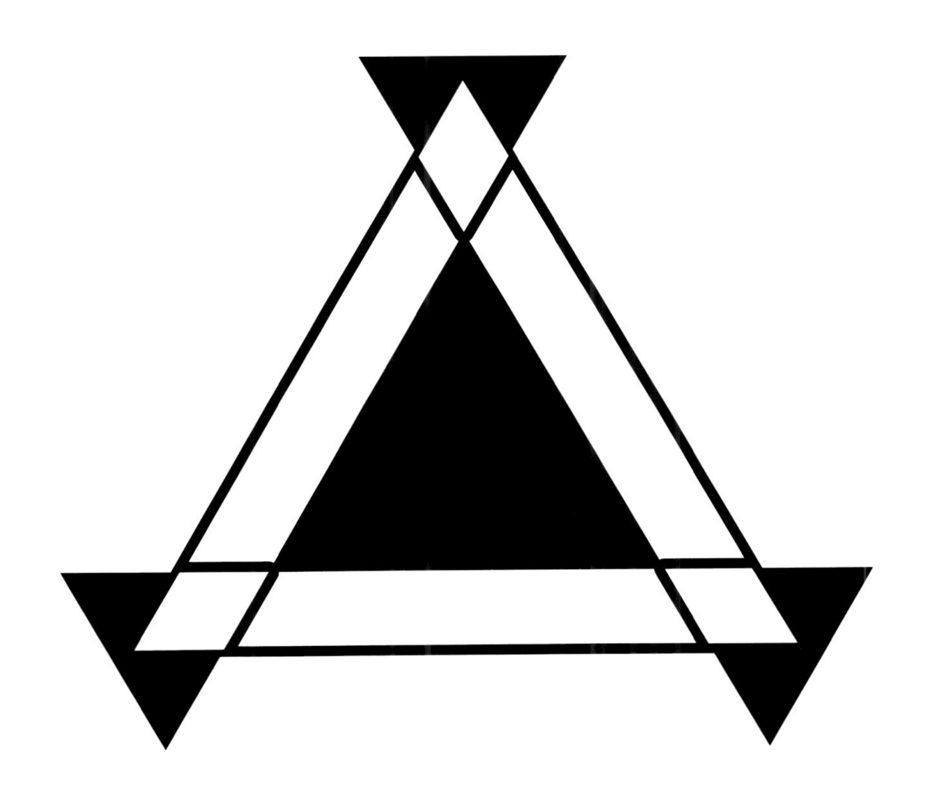

실전테스트 2

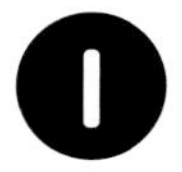

위아래 2개의 단어를 조합해 이미지를 만든 후,
126페이지 표의 빈 칸에 해당하는 단어를
기억해내서 채우세요.

1	2	3	4	5
물웅덩이	침대	머플러	와사비	가위
보자기	톱	장미	크로켓	잔디

6	7	8	9	10
돌	한라산	사마귀	의자	햄
떡	푸딩	오렌지	껌	딱따구리

11	12	13	14	15
닭꼬치	피망	트램펄린	트럼펫	소파
컵	강	하마	레몬	금붕어

16	17	18	19	20
청소기	헬리콥터	거미줄	고릴라	여우
축구공	굴뚝	두부	소프트크림	온천

실전테스트 2

위아래 2개의 단어를 조합해 이미지를 만든 후,
127페이지 표의 빈 칸에 해당하는 단어를
기억해내서 채우세요.

1	2	3	4	5
악어	고추	스파게티	화장실	마이크
프라이팬	팥빙수	미끄럼틀	땅콩	의사

6	7	8	9	10
열쇠고리	거북이	아주머니	크림	낙하산
고무줄	볼링	야구	다이아몬드	양동이

11	12	13	14	15
철봉	새우	토성	접시	배트
쥐	분수	달걀프라이	거품	양배추

16	17	18	19	20
트럼프	욕조	복도	기린	모자
크리스마스트리	반지	마시멜로	창	도토리

실전테스트 2

위아래 2개의 단어를 조합해 이미지를 만든 후,
128페이지 표의 빈 칸에 해당하는 단어를
기억해내서 채우세요.

1	2	3	4	5
부츠	아이스크림	해적	사과	장갑
잎	라면	이불	논	허수아비

6	7	8	9	10
민들레	기사	양말	샌드위치	벌꿀
수첩	젓가락	얼음	군고구마	눈사람

11	12	13	14	15
신호	공항	크레인	간판	시계
연기	오토바이	설탕	립스틱	세탁기

16	17	18	19	20
재채기	라켓	천둥	운석	달력
깨	송충이	공룡	오이	캠핑

실전테스트 2

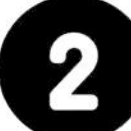

121페이지의 단어들을 떠올리며
빈 칸을 채우세요.

1	2	3	4	5
악어	고추	스파게티	화장실	마이크

6	7	8	9	10
열쇠고리	거북이	아주머니	크림	낙하산

11	12	13	14	15
철봉	새우	토성	접시	배트

16	17	18	19	20
트럼프	욕조	복도	기린	모자

122페이지의 단어들을 떠올리며
빈 칸을 채우세요.

1	2	3	4	5
부츠	아이스크림	해적	사과	장갑

6	7	8	9	10
민들레	기사	양말	샌드위치	벌꿀

11	12	13	14	15
신호	공항	크레인	간판	시계

16	17	18	19	20
재채기	라켓	천둥	운석	달력

123페이지의 단어들을 떠올리며
빈 칸을 채우세요.

1	2	3	4	5
포크	간장	KTX	안테나	커피

6	7	8	9	10
머핀	찐만두	로봇	접착테이프	딸기

11	12	13	14	15
출석부	베개	달팽이	사자	밭

16	17	18	19	20
씨름선수	그릇	돌고래	해파리	공기놀이

실전테스트 2

124페이지의 단어들을 떠올리며
빈 칸을 채우세요.

1	2	3	4	5
해바라기	돋보기	공작	믹서기	스프레이

6	7	8	9	10
경찰관	자전거	손목시계	카펫	개

11	12	13	14	15
도넛	칼	그네	종이비행기	회오리

16	17	18	19	20
운동화	필통	형광등	확성기	우동

125페이지의 단어들을 떠올리며
빈 칸을 채우세요.

1	2	3	4	5
빌딩	순찰차	운동장	에어컨	부채

6	7	8	9	10
눈물	사슬	두루마리 휴지	트럭	달

11	12	13	14	15
화산	소금	칠판	갓난아기	요트

16	17	18	19	20
유리구슬	낙엽	학교	도로	선글라스

얼굴과 이름을 확실히 기억하게 해주는 이미지 센서 훈련법

누군가의 이름을 기억하기 위해서는 '얼굴'이라는 이미지 정보와 '이름'이라는 문자 정보를 동시에 기억해야 합니다. 그런데 이름은 문자라서 그렇지 않아도 기억하기 어려운데 얼굴의 특징과는 아무런 연관성이 없죠. 그래서 사람들의 얼굴과 이름을 매칭해서 기억하는 것은 굉장히 어렵습니다. 하지만 이 또한 이미지 센서를 활용하면 훨씬 수월해집니다.

이름은 기억이 안 나는데 그 사람의 직업이나 취미는 기억나는 경험이 있을 겁니다. 이는 직업이나 취미는 이미지를 떠올리기가 훨씬 수월하기 때문입니다. 사람들은 누군가의 직업을 무의식적으로 이미지와 연결 짓기 때문에 이름보다 손쉽게 떠올리죠. 그러니 문자 정보인 이름도 이미지로 바꿔서 기억해봅시다. 상대방의 이름을 성격이나 직업, 취미, 인간관계 같은 것들과 연관 짓는 것이죠.

‘심아영’이라는 이름을 예로 들면, ‘숲 속에서 야영하는 것이 취미인 사람’과 같은 이미지를 만들 수 있는 것이죠. ‘아영’과 ‘야영’의 소리가 비슷해서 기억하기가 훨씬 수월할 것입니다. ‘이대광’이라는 이름의 경우에는 한자 ‘클 대’와 ‘빛 광’을 떠올려서 ‘큰 빛처럼 주변 분위기를 밝게 해주는 사람’이라는 이미지를 만들 수도 있습니다. 유명인이나 지인과 이름이 비슷하거나 같다면 이들의 이름을 활용할 수도 있습니다.

중요한 것은 이미지를 만들 때 대상의 얼굴도 반드시 연결해야 한다는 점입니다. 얼굴을 함께 연결해야만 이미지 정보인 얼굴과 문자 정보인 이름을 매칭할 수 있습니다. 그런 다음, 이름을 떠올릴 때 이미지 전체를 기억해내기만 하면 됩니다. 이미지 안에 얼굴과 이름이 같이 들어 있으니 이미지를 떠올리면 고구마 줄기 캐듯 이름도 함께 떠오르는 것입니다.

●정답

실전테스트 1

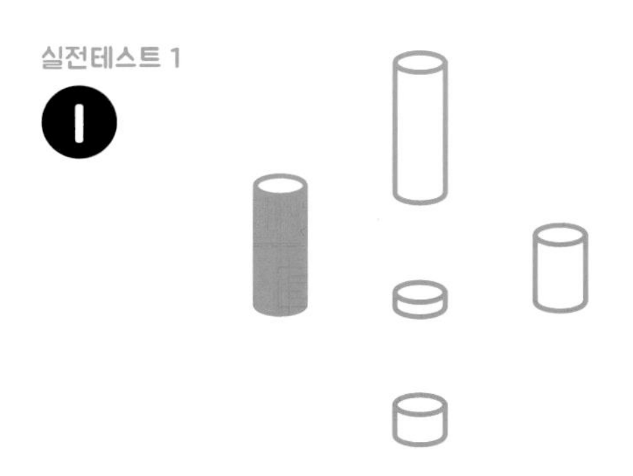

도형의 규칙과 특징

- 원기둥이 위, 아래, 가운데, 왼쪽, 오른쪽 5군데에 있다.
- 높이가 높은 순서는 위→왼쪽→오른쪽→아래→가운데다.
- 왼쪽 원기둥만 검은색, 나머지는 흰색이다.

실전테스트 1

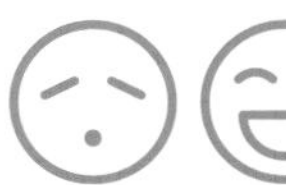

도형의 규칙과 특징

- 화남, 미소, 슬픔, 웃음의 4가지 표정이 왼쪽에서 오른쪽 순으로 나열되어 있다.
- '화남'은 곡선과 직선, '미소'는 검은 점과 곡선, '슬픔'은 직선과 검은 점, '웃음'은 반원과 곡선으로 표정을 표현했다.

실전테스트 1

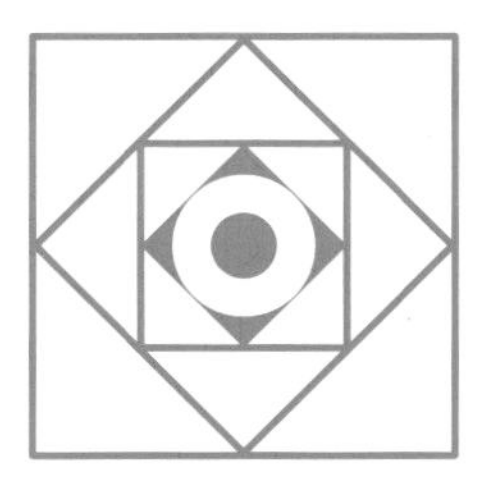

도형의 규칙과 특징

- 정사각형 4개가 겹쳐져 있다.
- 가장 작은 정사각형 안에는 원이 2개 있다.
- 가장 작은 정사각형과 가장 작은 원은 검은색이다.
- 큰 정사각형의 변 중심에 작은 정사각형의 꼭짓점이 접해있다.
- 큰 원의 테두리와 가장 작은 정사각형의 변이 겹쳐져 있다.

실전테스트 1

도형의 규칙과 특징

- 4분의 1이 지워진 원이 한 줄에 3개씩 나열되어 있다.
- 첫 번째 열의 원들은 지워진 부분이 시계 방향으로 회전한다.
- 두 번째 열의 원들은 첫 번째 열의 마지막 원이 한 번 더 회전한 상태로 시작하되, 첫 번째 열의 맨 왼쪽 그림과 같은 상태가 된 다음에는 다시 반시계 방향으로 회전한다.
- 세 번째 열의 원들은 두 번째 열의 마지막 원이 한 번 더 반시계 방향으로 회전한 상태로 시작해 계속 반시계 방향으로 회전한다.

실전테스트 1

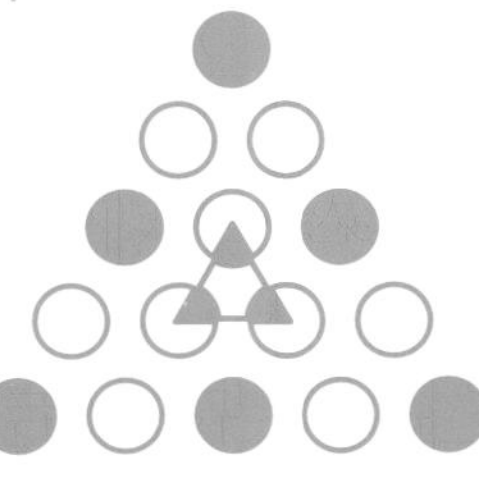

도형의 규칙과 특징

- 맨 윗줄에 원이 1개, 마지막 줄에 원이 5개가 되면서 큰 삼각형 모양을 이루고 있다.
- 원 6개를 하나의 작은 삼각형으로 볼 때 안쪽에는 하얀색 원 3개가 역삼각형 모양으로 들어 있다.
- 맨 아랫줄 5개 원 중 양끝과 중앙은 검은색이다.
- 큰 삼각형의 가장 안쪽에 있는 3개의 하얀색 원들 각각의 중심을 이은 삼각형이 하나 있다.
- 그 삼각형과 원이 겹쳐진 부분은 검은색이다.

실전테스트 1

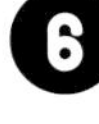

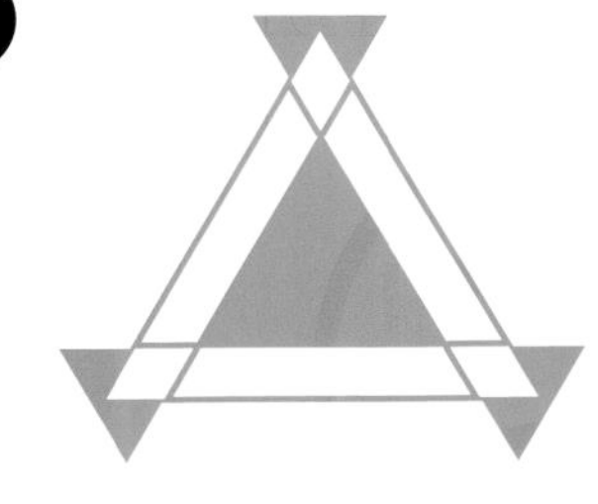

도형의 규칙과 특징

- 크고 흰 삼각형이 있고, 그 안쪽에 검은 삼각형이 들어 있다.
- 검은 삼각형의 꼭짓점 3개에 작은 삼각형 3개가 맞닿아 있다.
- 검은 삼각형의 꼭짓점 3개와 작은 삼각형 3개의 맨 위 꼭짓점이 모두 접해있다.
- 꼭짓점과 닿아있는 작은 삼각형들은 큰 삼각형과 겹쳐지는 부분만 하얀색이다.

실전테스트 2

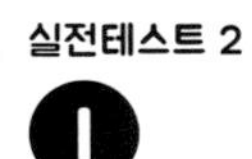

1	2	3	4	5
물웅덩이	침대	머플러	와사비	가위
보자기	톱	장미	크로켓	잔디

6	7	8	9	10
돌	한라산	사마귀	의자	햄
떡	푸딩	오렌지	껌	딱따구리

11	12	13	14	15
닭꼬치	피망	트램펄린	트럼펫	소파
컵	강	하마	레몬	금붕어

16	17	18	19	20
청소기	헬리콥터	거미줄	고릴라	여우
축구공	굴뚝	두부	소프트크림	온천

실전테스트 2

2

1	2	3	4	5
악어	고추	스파게티	화장실	마이크
프라이팬	팥빙수	미끄럼틀	땅콩	의사

6	7	8	9	10
열쇠고리	거북이	아주머니	크림	낙하산
고무줄	볼링	야구	다이아몬드	양동이

11	12	13	14	15
철봉	새우	토성	접시	배트
쥐	분수	달걀프라이	거품	양배추

16	17	18	19	20
트럼프	욕조	복도	기린	모자
크리스마스트리	반지	마시멜로	창	도토리

실전테스트 2

1	2	3	4	5
부츠	아이스크림	해적	사과	장갑
잎	라면	이불	논	허수아비

6	7	8	9	10
민들레	기사	양말	샌드위치	벌꿀
수첩	젓가락	얼음	군고구마	눈사람

11	12	13	14	15
신호	공항	크레인	간판	시계
연기	오토바이	설탕	립스틱	세탁기

16	17	18	19	20
재채기	라켓	천둥	운석	달력
깨	송충이	공룡	오이	캠핑

실전테스트 2

1	2	3	4	5
포크	간장	KTX	안테나	커피
파인애플	샤워	잼	유성	해골

6	7	8	9	10
머핀	찐만두	로봇	접착테이프	딸기
카레	구름	북	콘택트렌즈	우산

11	12	13	14	15
출석부	베개	달팽이	사자	밭
구급차	스테이크	숟가락	마스크	수세미

16	17	18	19	20
씨름선수	그릇	돌고래	해파리	공기놀이
판다	문어	튜브	서랍	캐스터네츠

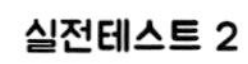

1	2	3	4	5
해바라기	돋보기	공작	믹서기	스프레이
수염	입술	공책	목걸이	베이컨

6	7	8	9	10
경찰관	자전거	손목시계	카펫	개
기타	강아지	매실장아찌	잉크	스키

11	12	13	14	15
도넛	칼	그네	종이비행기	회오리
테이블	바나나	프로레슬러	피라미드	곤약

16	17	18	19	20
운동화	필통	형광등	확성기	우동
피자	고드름	버섯	캥거루	옥수수

실전테스트 2

1	2	3	4	5
빌딩	순찰차	운동장	에어컨	부채
망치	못	펭귄	불꽃	나비

6	7	8	9	10
눈물	사슬	두루마리 휴지	트럭	달
모래사장	고래	계단	호박	달걀

11	12	13	14	15
화산	소금	칠판	갓난아기	요트
케첩	선풍기	신문	풍선	장작불

16	17	18	19	20
유리구슬	낙엽	학교	도로	선글라스
밀가루	수영장	기찻길	포도	귀신

Chapter

6

장보기 목록을 적지 않아도 모두 기억할 수 있다

연결 센서 강화 훈련

실력테스트

아래 10개 단어를 1분 동안 외운 뒤,
아무것도 보지 않고 최대한 기억을 되살려보세요.

식빵	슬리퍼
토마토	두루마리 휴지
샴푸	벌꿀
전지	봉투
우유	칫솔

• 연결 센서 강화 훈련 정답 •

• 8개 이상 기억해냈다면 훌륭합니다! •

식빵	슬리퍼
토마토	두루마리 휴지
샴푸	벌꿀
전지	봉투
우유	칫솔

어떤가요? 많이 기억해내지 못했다면 혹시 저 10개 단어를 모두 따로따로 기억하려고 하지는 않았나요? 그런 방식으로 외웠다면 단어를 모두 하나씩 되살려야 합니다. 그런데 많은 단어를 기억해낸 사람은 10개의 단어를 어떤 식으로든 서로 관련 지음으로써 기억해내기 위한 수고를 더는 경향이 있습니다.

정보를 효율적으로 기억하기 위해서는 이처럼 '관련 짓는' 행위가 매우 중요합니다. 정보를 개별적으로 머리에 집어넣으면 하나씩 기억해내야 하지만, 관련 지어서 외운 내용은 하나만 기억해내면 고구마 줄기를 캐듯이 다른 정보도 함께 끄집어낼 수 있기 때문입니다. 이렇게 정보와 정보 사이의 관련성을 부여하는 의식을 '연결 센서'라고 부르도록 하겠습니다. 이 센서는 5가지 센서 중 특히나 일상생활에 큰 도움을 주는 센서입니다.

아는 내용인데 기억이 안 난다?

기억력은 '외우는 능력'만을 뜻하지 않습니다. 기억력에는 3가지 요소가 있습니다. 심리학 용어로는 '부호화, 저장, 인출'이라고 부르죠. '부호화'는 정보를 머릿속에 넣는 일, 즉 기억하는 일입니다. '저장'은 머릿속에 넣은 정보를 유지하는 일이고, '인출'은 떠올리는 일, 즉 머릿속에서 정보를 끄집어내는 일을 말합니다.

사실 사람들이 정보를 기억하는 능력에는 큰 차이가 없습니다. 그런데 자신의 기억력에 자신이 없는 사람은 인출, 즉 정보를 끄집어내는 데 서툰 경향이 있다고 합니다. 원인은 기억 방법에 있습니다. 정보를 끄집어내는 데 서툰 사람은 10개의 정보를 모두 따로따로 머리에 저장하기 때문에 꺼낼 때도 하나씩만 꺼낼 수 있는 것입니다. 이처럼 정보끼리 잘 연결하기만 해도 인출할 수 있는 정보의 양에 엄청난 차이가 있습니다. 앞서 기억의 본질이 이미지화라고 이야기했는데, 또 다른 중요 요소가 바로 이 '관련 짓기'입니다. 정보를 저장하기도, 끄집어내기도 쉽게 만드는 기억법이라고 할 수 있습니다.

그런데 별개의 정보들을 관련 짓기가 그리 간단하지만은 않습니다. 누구나 할 수 있지만, 힘들이지 않고 하기 위해서는 익숙해질 필요가 있습니다. 각기 다른 정보를 관련 지으려면 스스로 납득할 만한 관련성을 찾아내야 합니다. 지금부터 정보들 사이의 관련성을 찾아내는 연결 센서를 익히기 위한 훈련을 소개하겠습니다. 훈련이 끝날 즈음에는 정보들을 관련 짓는 힘이 훨씬 세져 있을 겁니다.

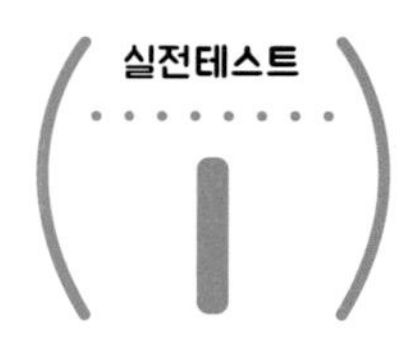

계산식 만들기

상단의 숫자를 모두 한 번씩 써서 하단의 숫자가 답이 되도록 계산식을 만드세요. 메모 없이 머릿속으로만 계산합니다. 덧셈, 뺄셈, 곱셈, 나눗셈을 모두 사용할 수 있지만 꼭 모두 다 사용할 필요는 없습니다. 숫자는 순서대로 쓰지 않아도 상관없지만, 모든 계산식의 첫 번째 자리에는 앞 계산식의 답이 오도록 합니다.

연습문제 **상단의 숫자를 한 번씩 써서 하단의 숫자가 답으로 나오도록 계산식을 만드세요.**

3	2	4	5

2

실전테스트 2

그림 순서 올바르게 정렬하기

문제 하나에 5개의 그림이 주어집니다. 왼쪽에서 오른쪽 순으로 그림을 보며 이야기를 만드세요. 내용은 자유입니다. 만든 이야기를 잘 기억해뒀다가 뒤쪽에서 순서가 바뀌어 나열된 그림들을 이야기 순으로 다시 배열해주세요.

연습문제 **그림 순서대로 이야기를 만드세요. 그런 다음, 뒤섞인 그림의 순서를 원래대로 바로잡아보세요.**

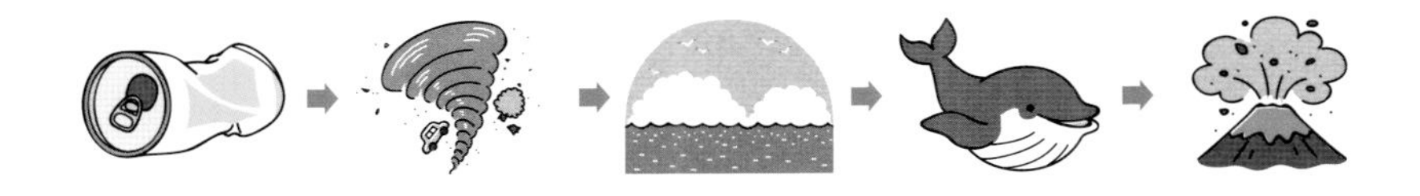

실전테스트 1 연습문제

정답

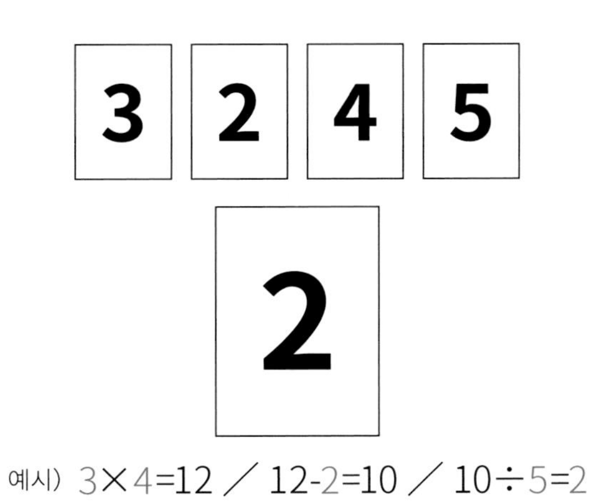

예시) 3×4=12 ／ 12-2=10 ／ 10÷5=2

※ 정답은 여러 가지 방식으로 도출할 수 있습니다. 다른 계산식도 생각해보세요. 예를 들어 모든 식을 뺄셈식으로 만들 수도 있습니다.

실전테스트 2 연습문제

정답

예시
빈 캔을 땄더니 캔 안에 회오리가 생겼다. 회오리는 바다의 고래를 들어 올렸다. 고래가 떠올랐다가 땅에 떨어진 순간, 그 충격으로 화산이 폭발했다.
5
4
2
1
3

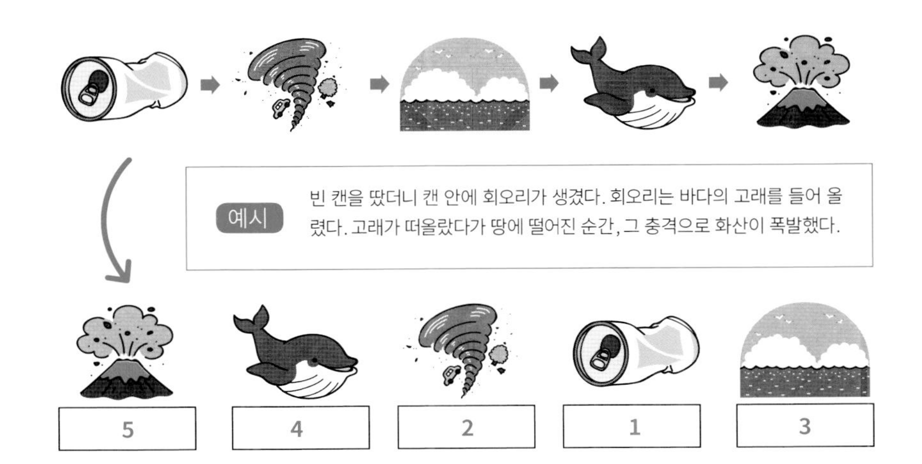

실전테스트 1 

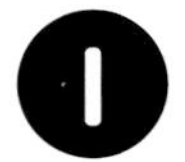

상단의 숫자를 한 번씩 써서 하단의 숫자가 답으로 나오도록 계산식을 만드세요. 단, 메모는 하지 마세요.

6	4	2	5

1

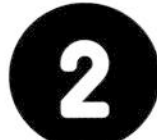

상단의 숫자를 한 번씩 써서 하단의 숫자가 답으로 나오도록 계산식을 만드세요. 단, 메모는 하지 마세요.

8	5	7	1

3

❸ 상단의 숫자를 한 번씩 써서 하단의 숫자가 답으로 나오도록 계산식을 만드세요. 단, 메모는 하지 마세요.

1	8	9	6

7

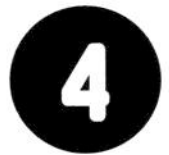

상단의 숫자를 한 번씩 써서 하단의 숫자가 답으로 나오도록
계산식을 만드세요. 단, 메모는 하지 마세요.

4	8	5	2	1

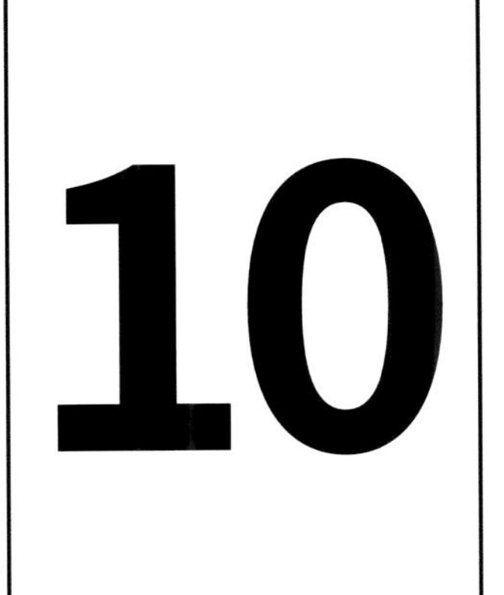

상단의 숫자를 한 번씩 써서 하단의 숫자가 답으로 나오도록
계산식을 만드세요. 단, 메모는 하지 마세요.

5	2	4	9	6

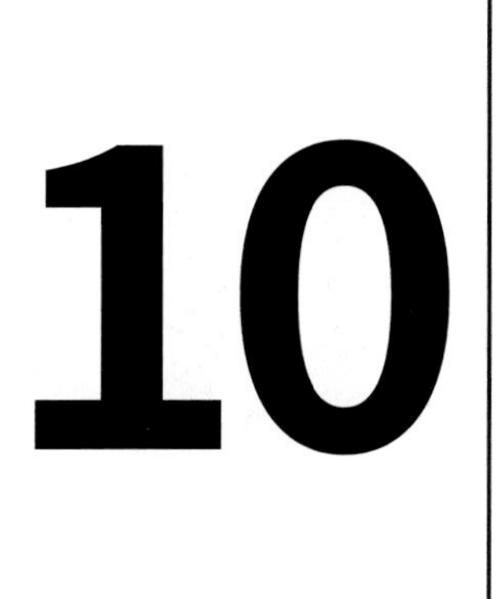

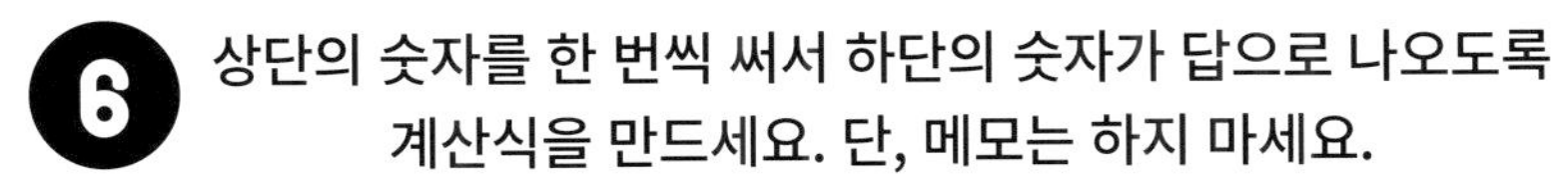

6 상단의 숫자를 한 번씩 써서 하단의 숫자가 답으로 나오도록 계산식을 만드세요. 단, 메모는 하지 마세요.

4	7	5	8	6

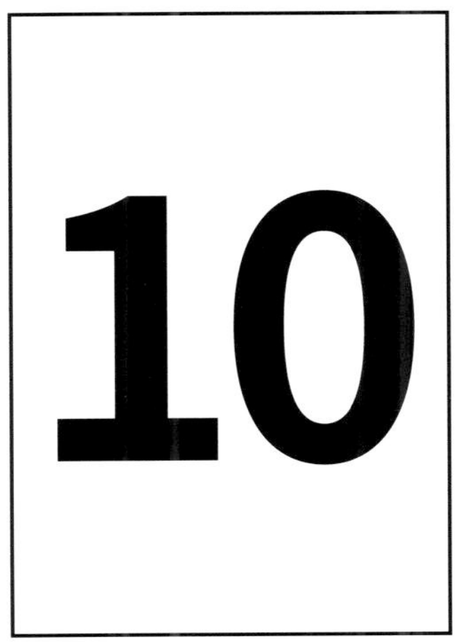

실전테스트 2

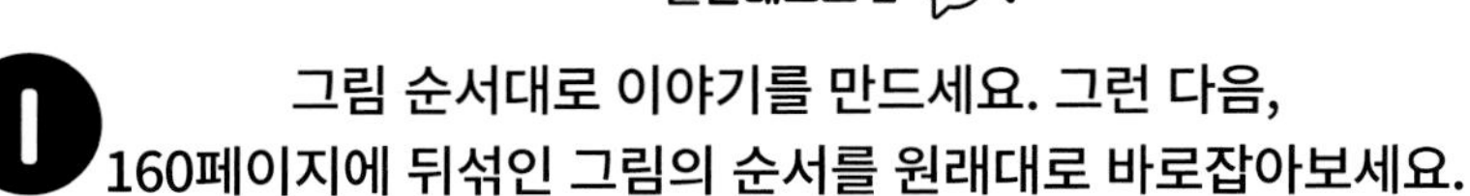

그림 순서대로 이야기를 만드세요. 그런 다음, 160페이지에 뒤섞인 그림의 순서를 원래대로 바로잡아보세요.

❶

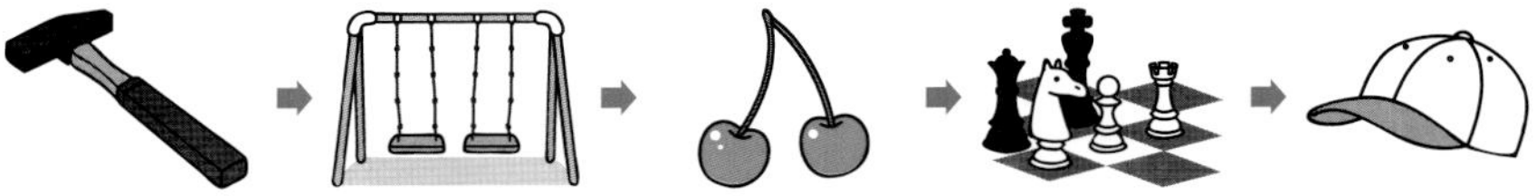

❷

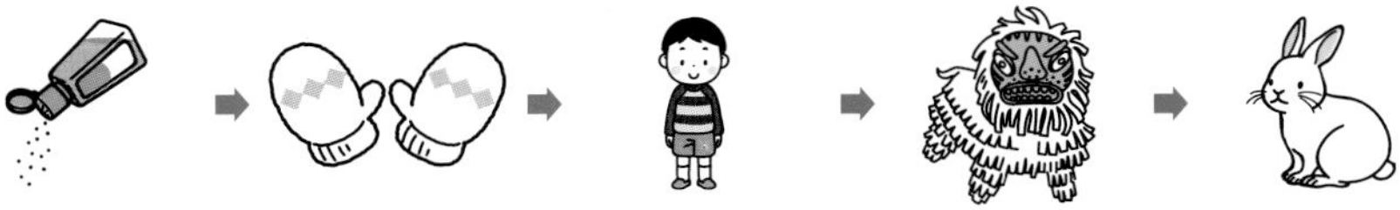

❸

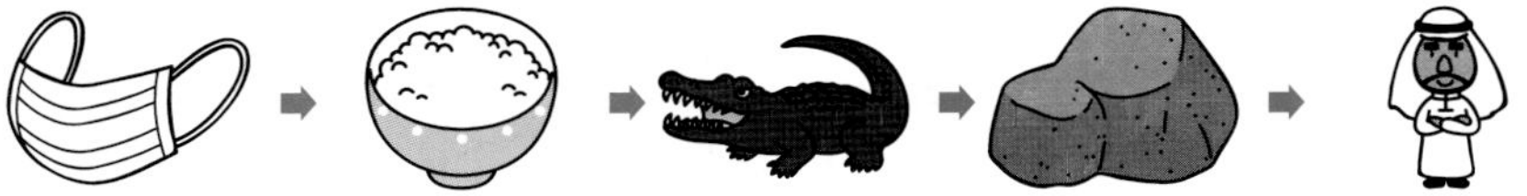

❹

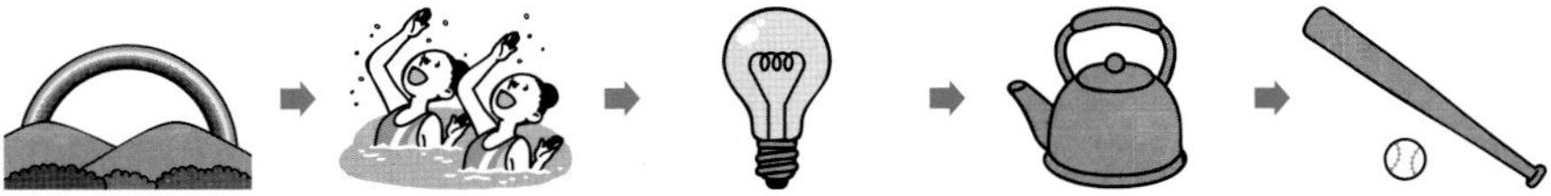

❺

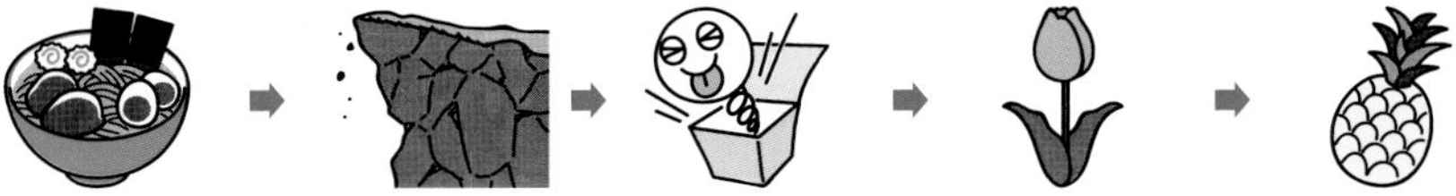

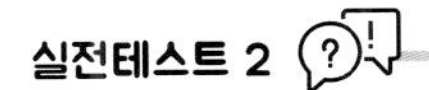

2 그림 순서대로 이야기를 만드세요. 그런 다음, 161페이지에 뒤섞인 그림의 순서를 원래대로 바로잡아보세요.

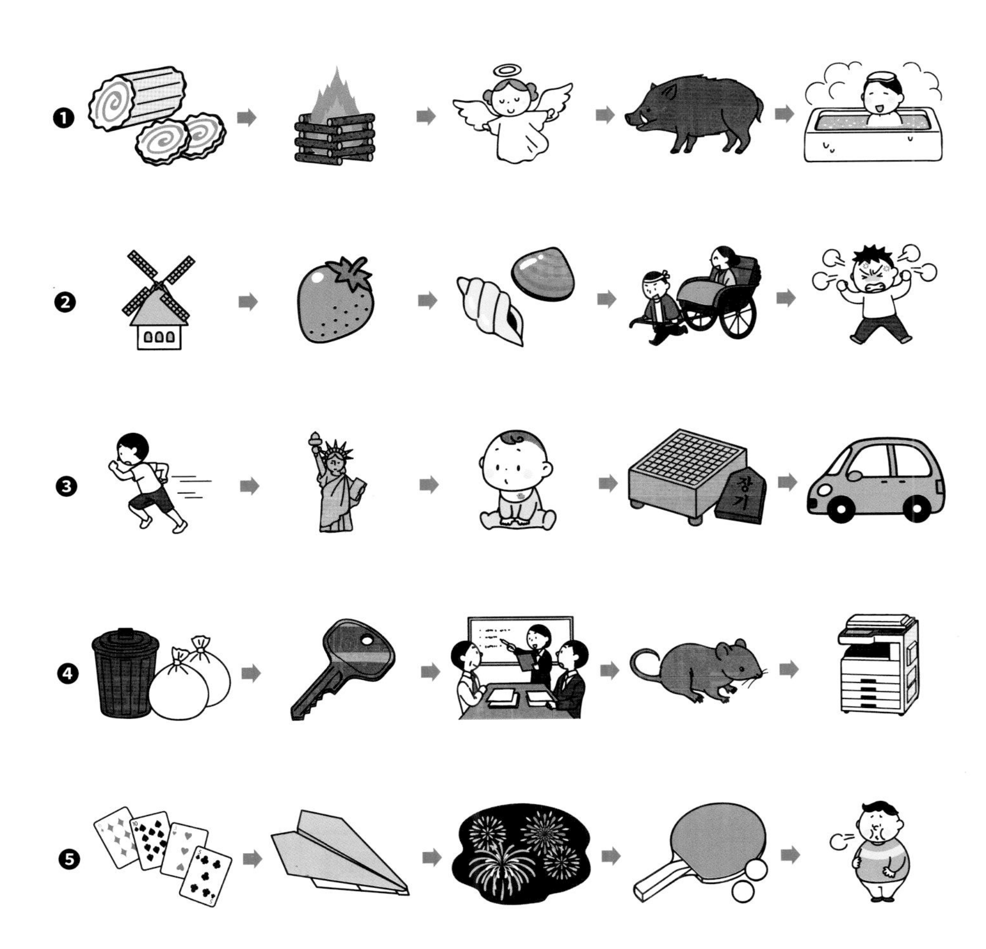

실전테스트 2

3 그림 순서대로 이야기를 만드세요. 그런 다음, 162페이지에 뒤섞인 그림의 순서를 원래대로 바로잡아보세요.

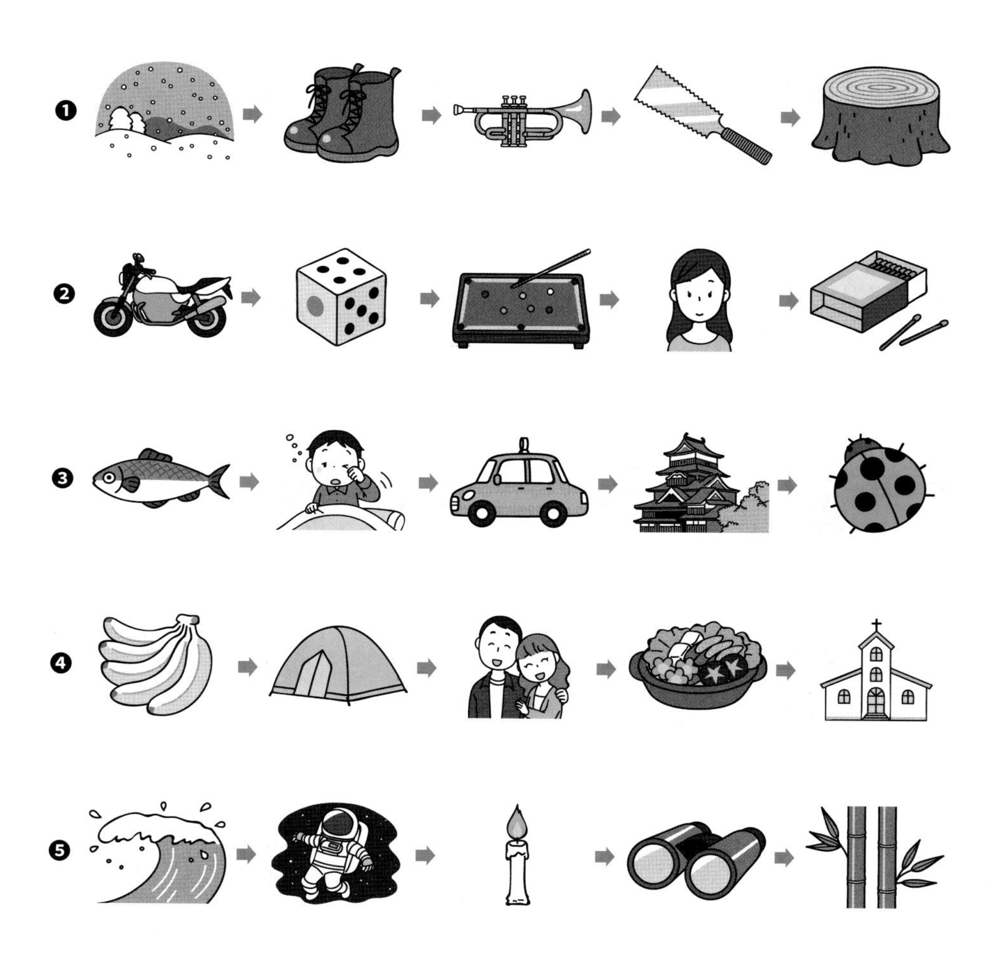

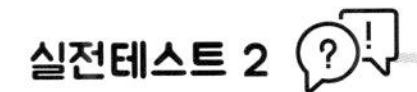

4 그림 순서대로 이야기를 만드세요. 그런 다음, 163페이지에 뒤섞인 그림의 순서를 원래대로 바로잡아보세요.

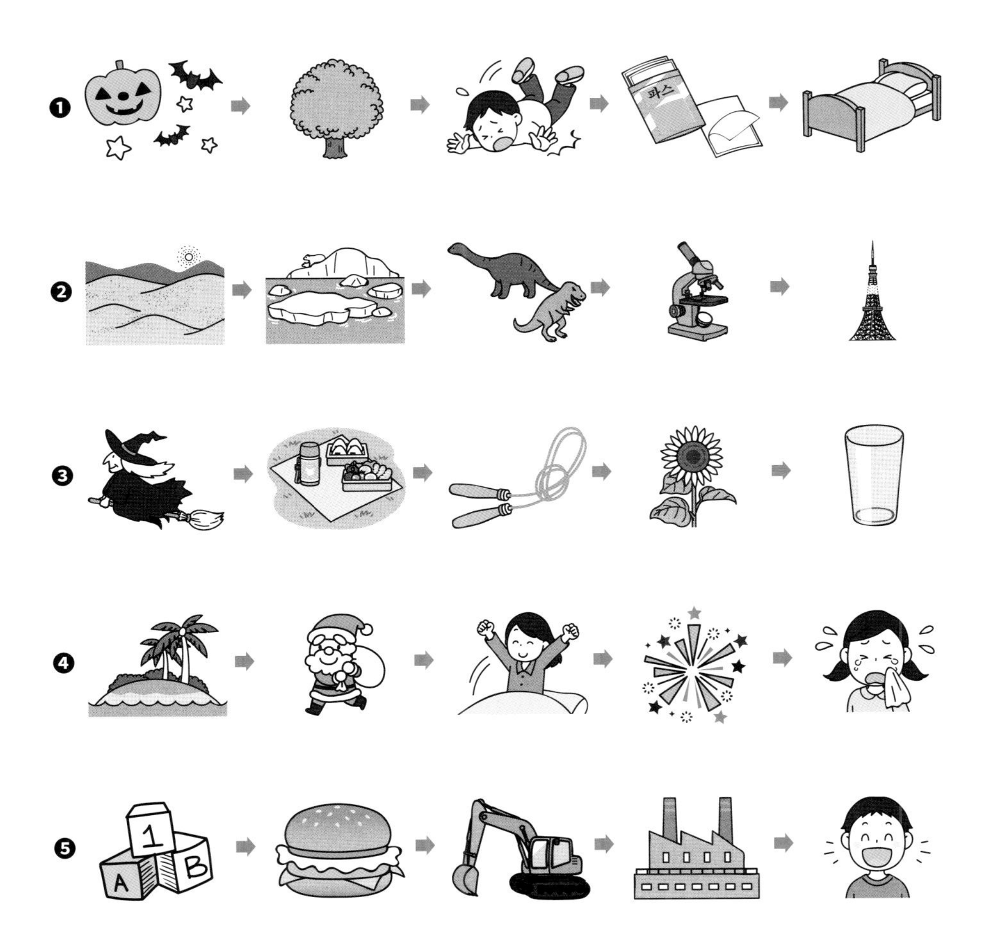

5 그림 순서대로 이야기를 만드세요. 그런 다음, 164페이지에 뒤섞인 그림의 순서를 원래대로 바로잡아보세요.

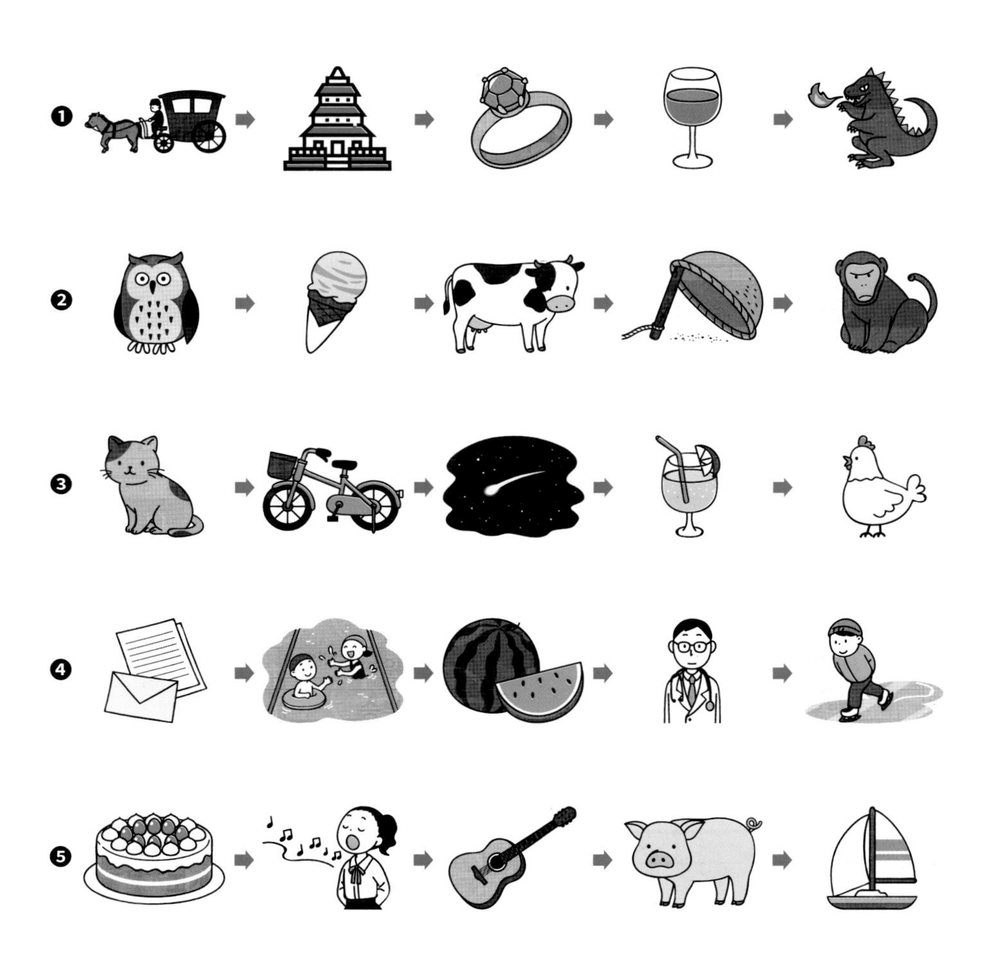

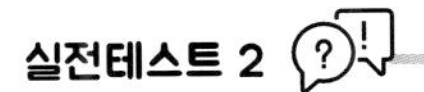

6 그림 순서대로 이야기를 만드세요. 그런 다음, 165페이지에 뒤섞인 그림의 순서를 원래대로 바로잡아보세요.

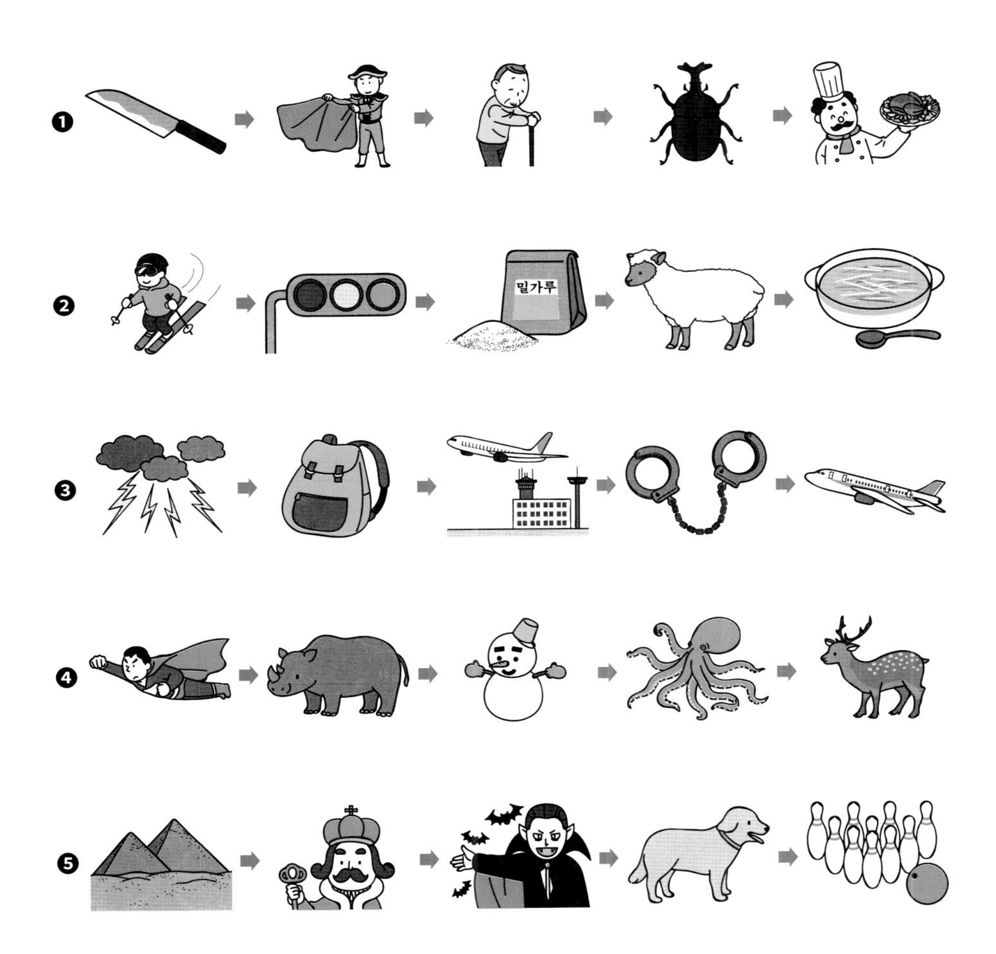

실전테스트 2

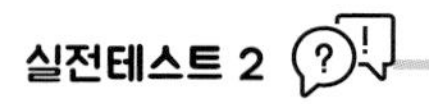

I 154페이지에 제시되었던 그림들의 순서가 뒤섞여 있습니다. 여러분이 만든 이야기를 떠올리며 원래 순서대로 바로잡아보세요.

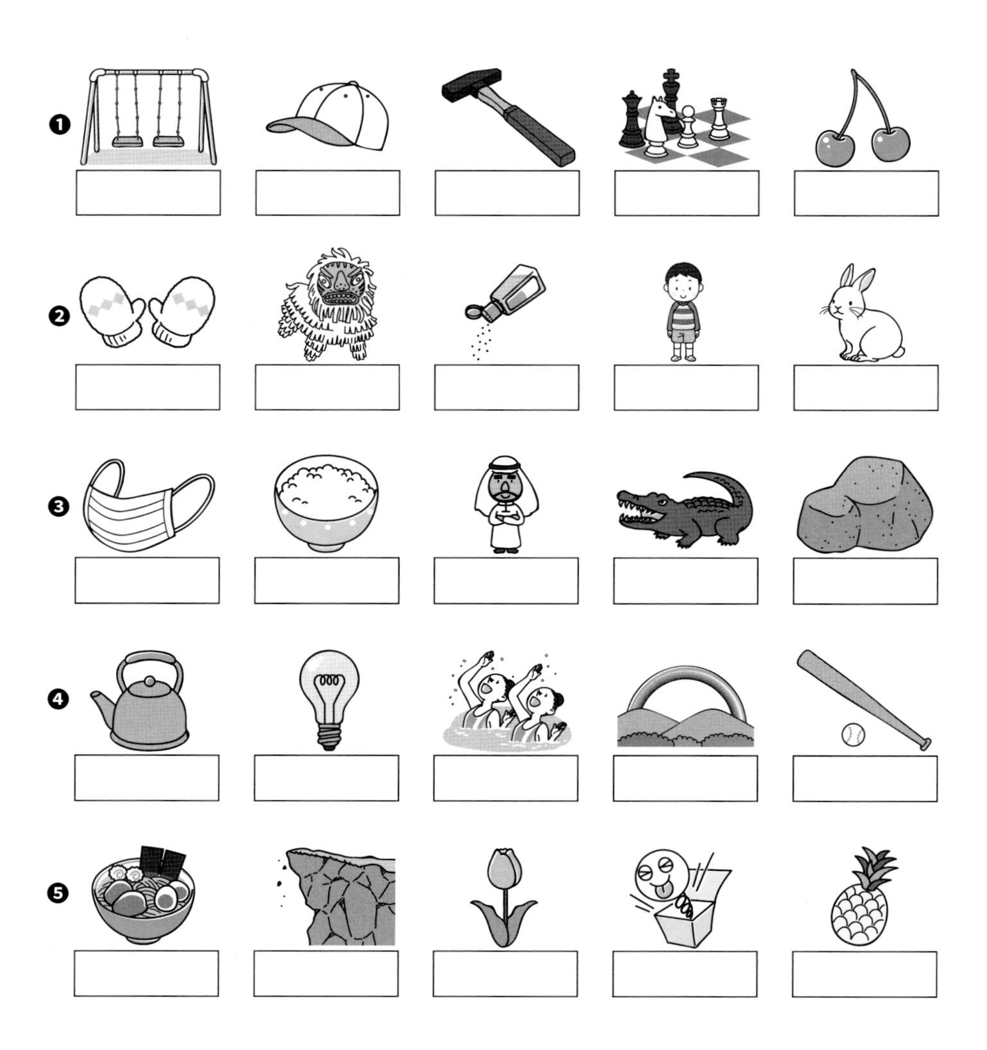

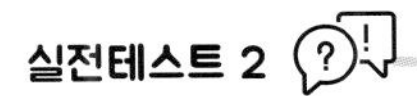

2 155페이지에 제시되었던 그림들의 순서가 뒤섞여 있습니다. 여러분이 만든 이야기를 떠올리며 원래 순서대로 바로잡아보세요.

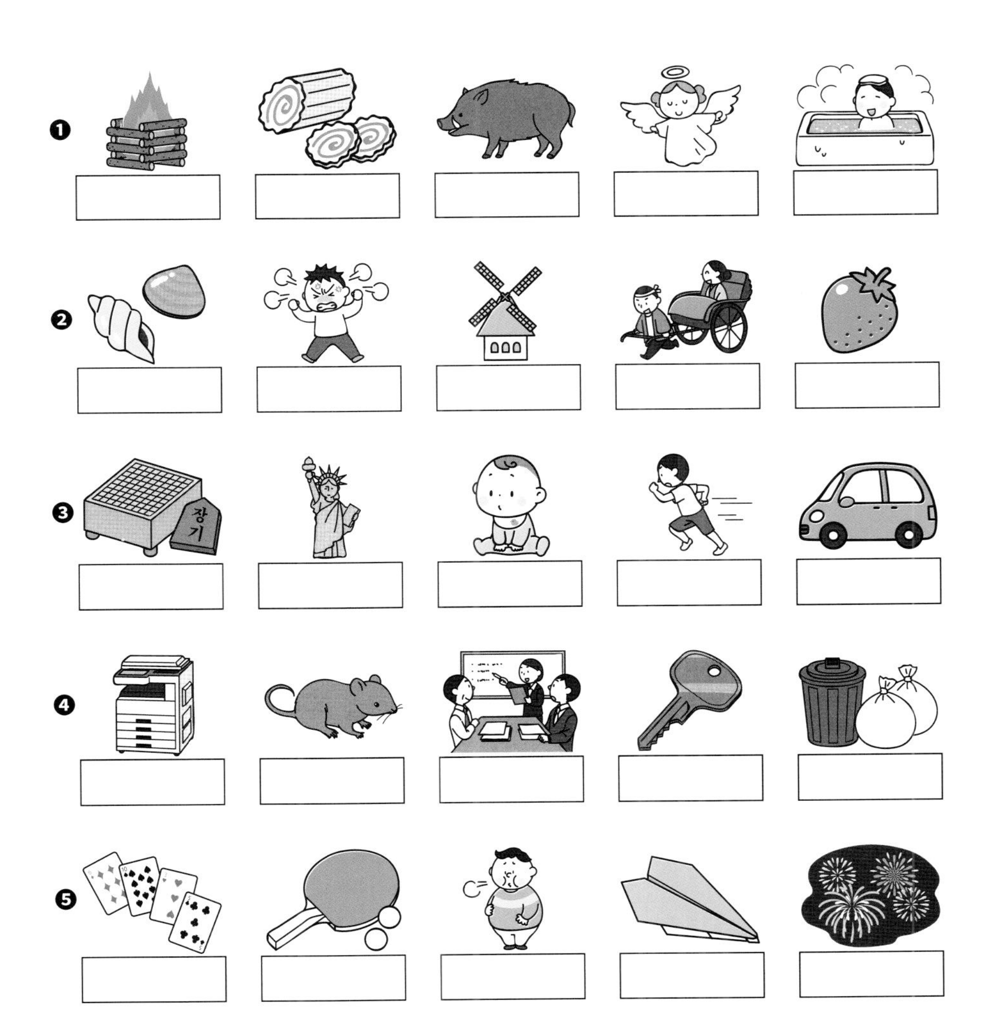

3 156페이지에 제시되었던 그림들의 순서가 뒤섞여 있습니다. 여러분이 만든 이야기를 떠올리며 원래 순서대로 바로잡아보세요.

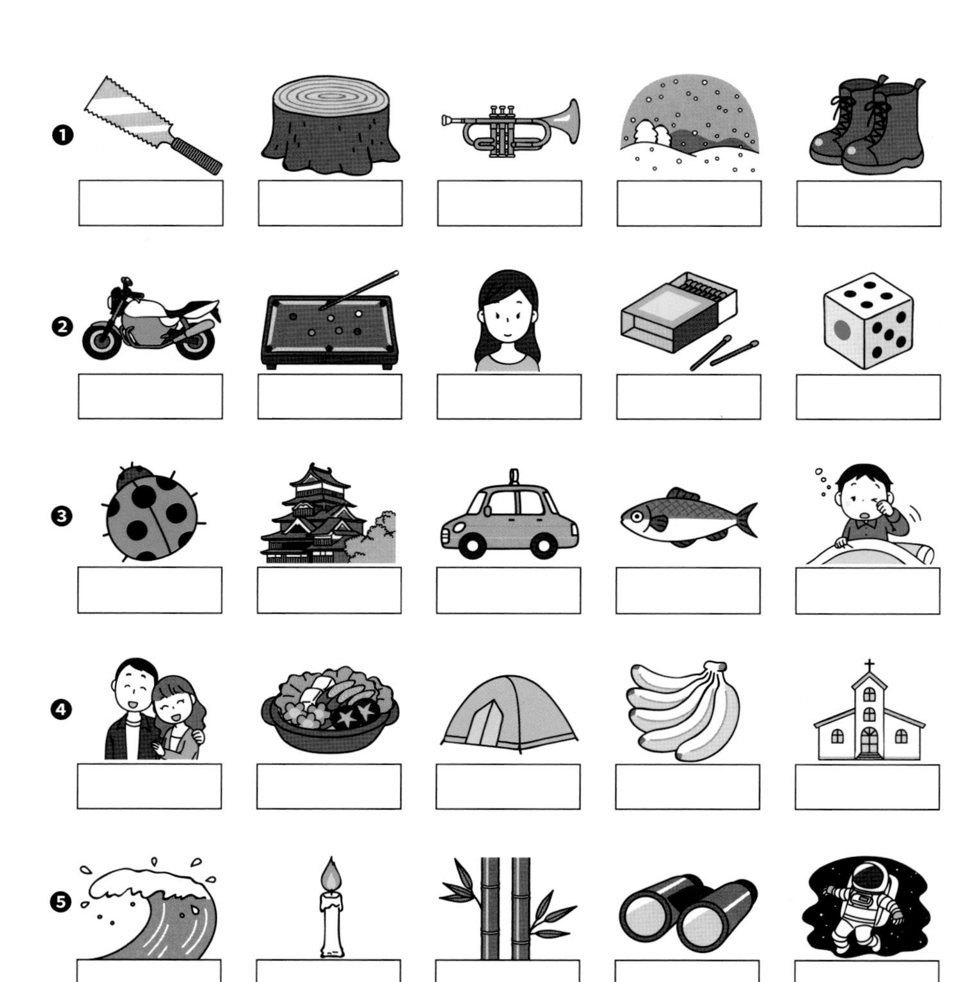

실전테스트 2

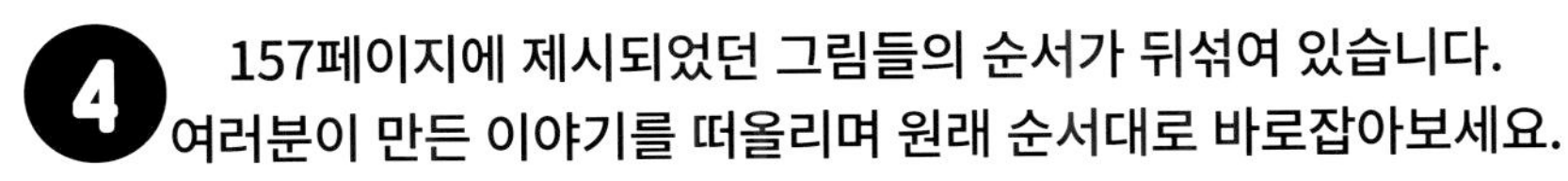

157페이지에 제시되었던 그림들의 순서가 뒤섞여 있습니다.
여러분이 만든 이야기를 떠올리며 원래 순서대로 바로잡아보세요.

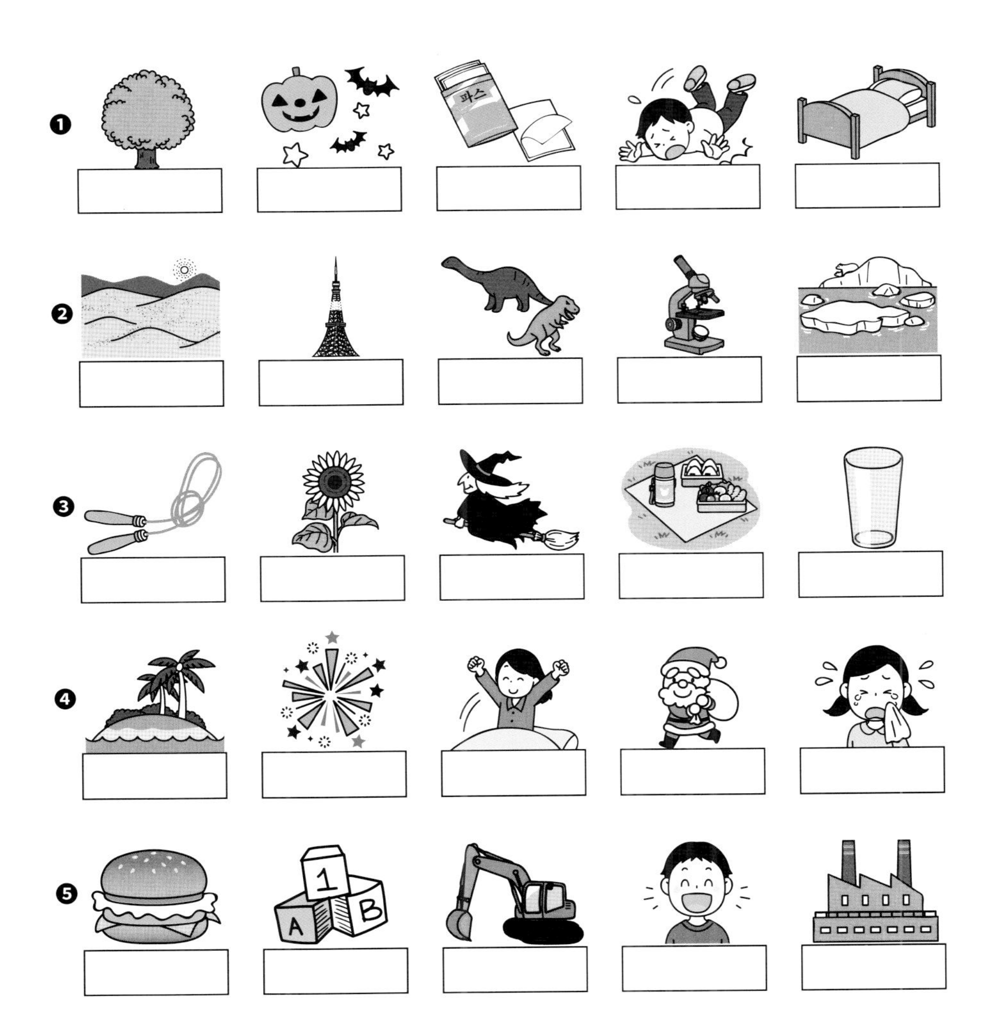

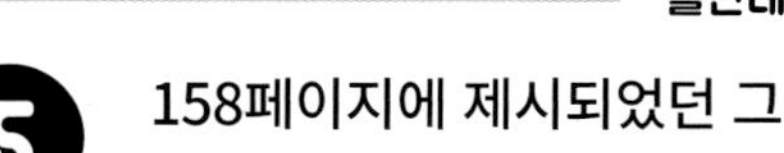

실전테스트 2

5 158페이지에 제시되었던 그림들의 순서가 뒤섞여 있습니다. 여러분이 만든 이야기를 떠올리며 원래 순서대로 바로잡아보세요.

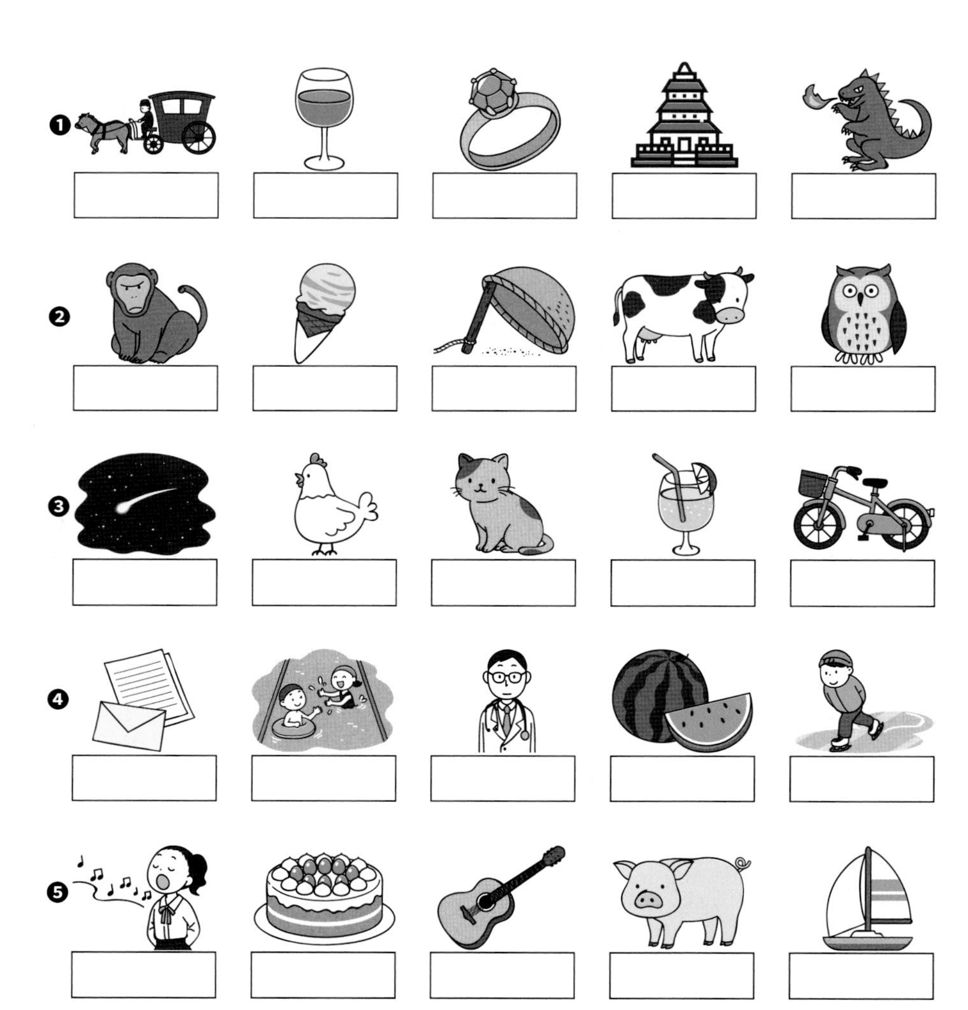

6 159페이지에 제시되었던 그림들의 순서가 뒤섞여 있습니다. 여러분이 만든 이야기를 떠올리며 원래 순서대로 바로잡아보세요.

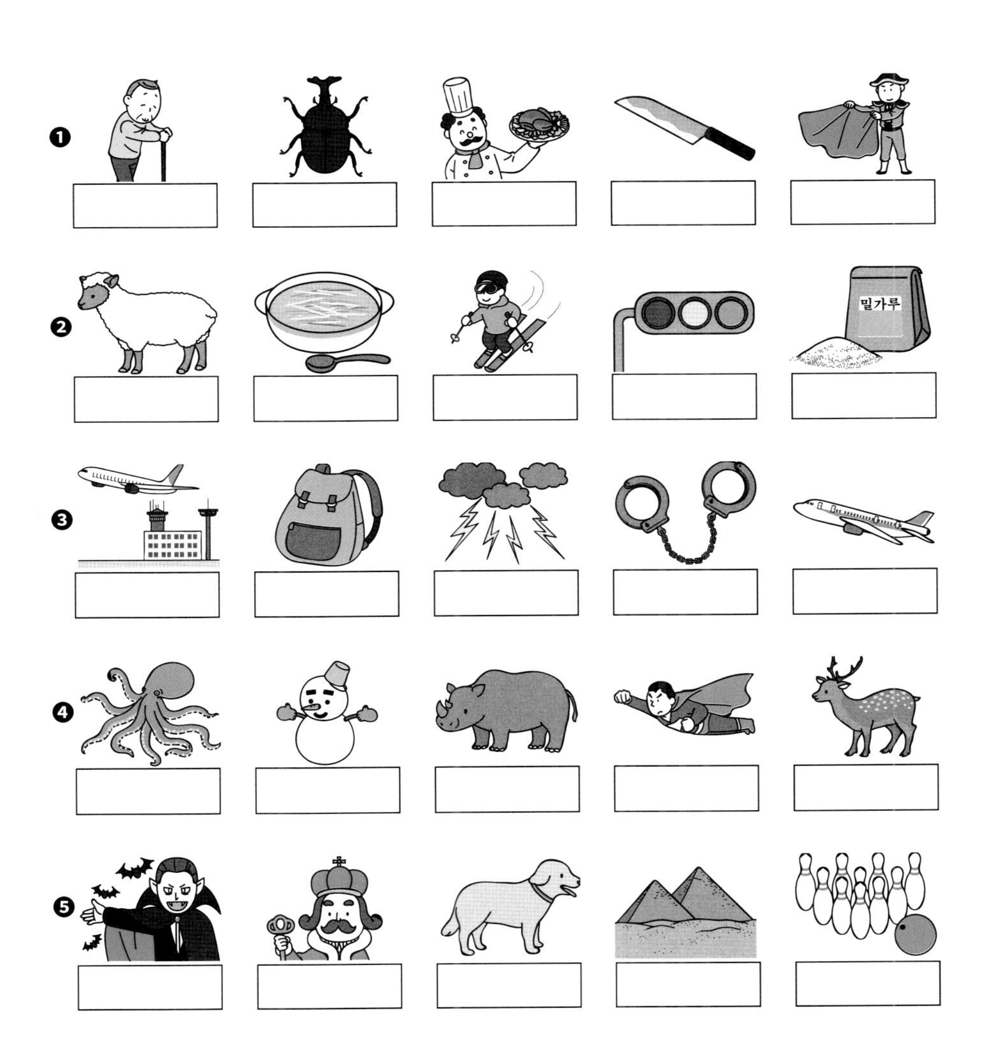

장보기 목록을 적지 않아도 되는 연결 센서 훈련법

연결 센서는 장보기 목록이나 해야 할 일을 기억할 때 유용합니다. 예를 들어 마트에 토마토, 수건, 맥주, 두루마리 휴지, 우유, 전지를 사러간다고 가정해봅시다. 이때 '토마토 군이 수건으로 땀을 닦고 맥주를 마시다가 취해서 두루마리 휴지에 걸려 넘어졌다. 그 충격으로 우유팩이 쏟아졌고, 그 위에 전지까지 우르르 떨어져 토마토 군은 감전됐다.'라는 이야기를 만든 뒤 영상을 머릿속에서 2~3번 재생하면 암기는 끝납니다. 공부나 업무에 활용해도 좋은 기억방법이죠.

일상 속에서 연결 센서를 더 갈고 닦을 수 있는 방법은 2가지입니다. 위에서 소개한 방법처럼 자신이 만든 이미지 영상을 머릿속에서 반복해서 재생하는 것이 첫 번째입니다. 앞서 강조했듯이 영상은 뇌가 정보를 기억하기에 적합한 형태이기 때문이죠.

두 번째는 가능한 한 현실성이 없는 이야기를 만드는 것입니다. 그런 이야기들은 감정을 움직이기 때문입니다. 그중에서도 등장하는 대상을 마치 생물처럼 이미지화하기를 권합니다. 컴퓨터에 손발을 붙이거나 산에 얼굴을 만드는 등 사람, 동물 외의 대상도 생물처럼 등장시키는 것이죠. 현실성이 없기 때문에 자연스럽게 임팩트 있는 이야기가 만들어질 겁니다.

눈에 보이지 않는 정보도 그 단어가 상징하는 것, 또는 거기서 연상되는 이미지를 구체화하면 이야기로 만들 수 있습니다. 혈액의 구성을 외울 때 '혈장'은 '길다', '혈구'는 '동그라미', '혈소판'은 '작은 판자'로 각각 이미지화하고, 다음과 같이 이야기를 구성해볼 수 있습니다. '동그라미는 아주 긴 모험 후에 작은 판자를 들고 동네로 돌아왔다.' 이런 식으로 외우면 이야기에 등장하는 정보를 힌트 삼아 원래 단어를 기억해낼 수 있습니다.

● 정답

실전테스트 1

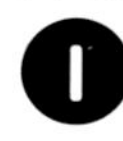

6	4	2	5

1

$4 + 5 = 9$

$9 - 6 = 3$

$3 - 2 = \underline{1}$

실전테스트 1

8	5	7	1

3

$7 + 5 = 12$

$12 - 8 = 4$

$4 - 1 = \underline{3}$

실전테스트 1

1	8	9	6

7

$9 + 6 = 15$

$15 - 8 = 7$

$7 \times 1 = \underline{7}$

실전테스트 1

4	8	5	2	1

10

$8 + 5 = 13$

$13 - 4 = 9$

$9 + 2 = 11$

$11 - 1 = \underline{10}$

실전테스트 1

5

5 2 4 9 6

10

$9 + 6 = 15$

$15 \div 5 = 3$

$3 \times 2 = 6$

$6 + 4 = \underline{10}$

실전테스트 1

6

4 7 5 8 6

10

$8 - 7 = 1$

$1 \times 6 = 6$

$6 - 4 = 2$

$2 \times 5 = \underline{10}$

※ 정답은 여러 가지 방식으로 도출할 수 있습니다.
계산식이 달라도 하단의 숫자가 같다면 정답입니다.

실전테스트 2

1

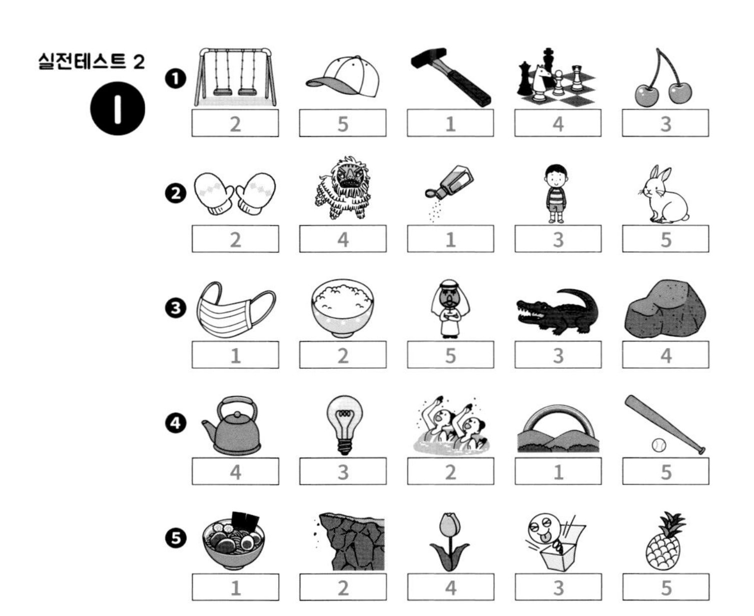

실전테스트 2

2

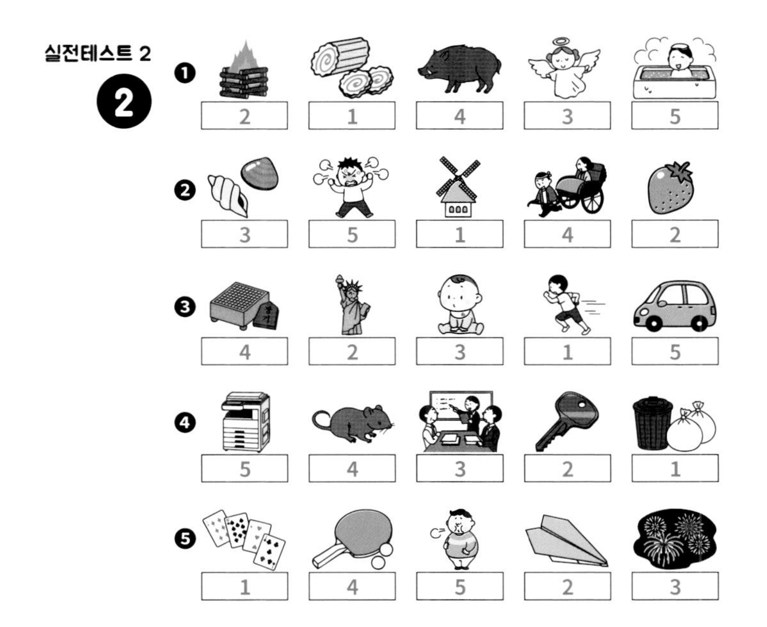

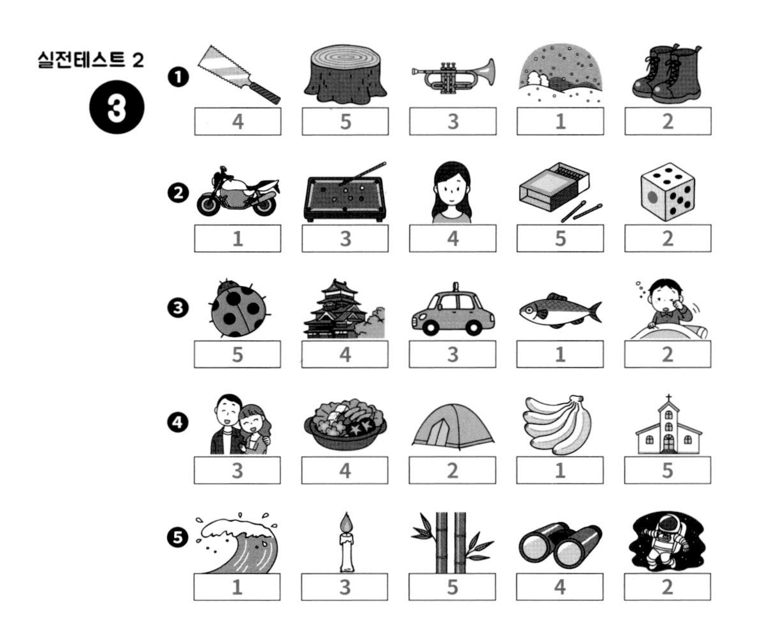
실전테스트 2
3
❶ 4 5 3 1 2
❷ 1 3 4 5 2
❸ 5 4 3 1 2
❹ 3 4 2 1 5
❺ 1 3 5 4 2

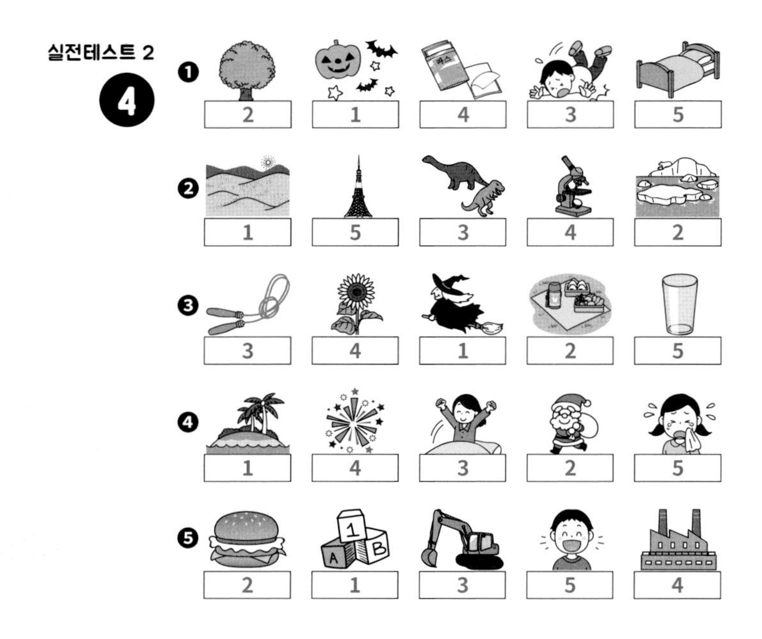
실전테스트 2
4
❶ 2 1 4 3 5
❷ 1 5 3 4 2
❸ 3 4 1 2 5
❹ 1 4 3 2 5
❺ 2 1 3 5 4

실전테스트 2

5

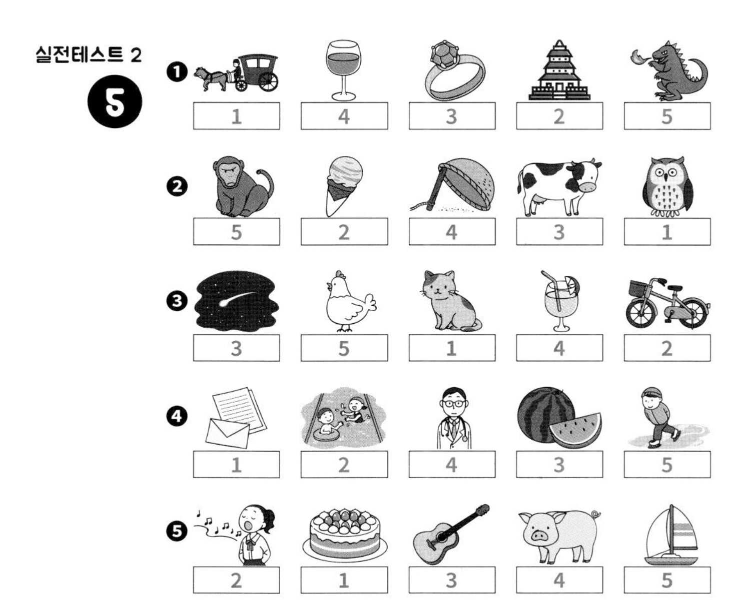

실전테스트 2

6

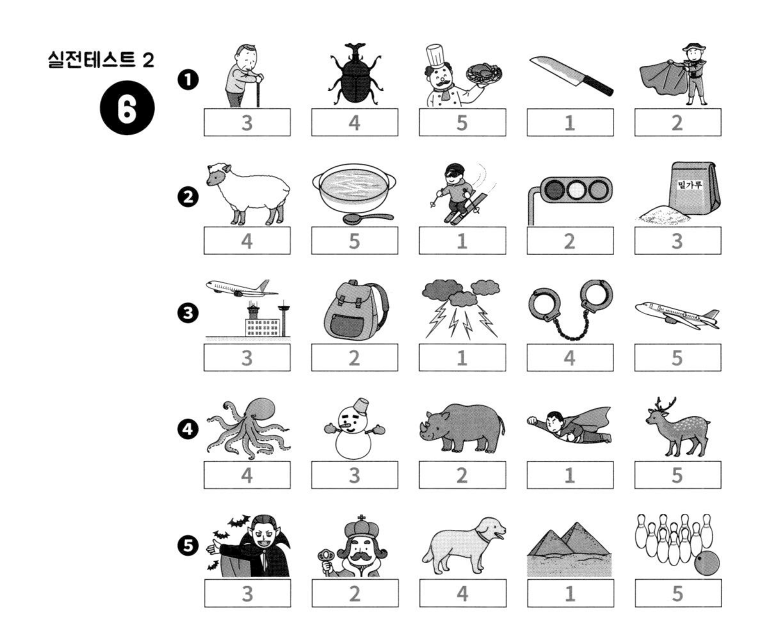

감사의 말

이 책은 기억력에 자신이 없는 사람, 일이나 공부를 더 잘하고 싶은 사람을 위한 책입니다. 여러 번 강조한대로 가장 중요한 건 '감정'입니다. 감정이 움직이면 기억력도 강화됩니다. 그래서 이 책은 여러분이 '재미있게' 훈련할 수 있도록 정리하는 것에 초점을 맞췄습니다. 평소에도 친구들과의 수다를 만끽하고, 사랑을 담아 꽃을 쓰다듬고, 음식의 맛을 음미하면서 감수성과 설렘 가득한 생활을 해보세요. 그렇게 하면 책에서 소개한 5개의 센서가 한층 더 민감하게 작동해 언제든 기억력을 갈고 닦을 수 있을 테니까요.

이케다 요시히로

저자소개

이케다 요시히로 池田 義博

평범한 학창 시절을 보냈지만 중년의 나이에 터득한 기억술을 통해 세계 최고의 기억력을 가진 사람이 되었다. 부친이 경영하던 학원을 맡게 되어 새 커리큘럼 아이디어를 고민하던 중 우연히 '효과적인 기억법'을 터득한 그는 40대 중반에 처음 대회 준비를 시작했음에도 불구하고 단 10개월의 연습만으로 일본 기억력선수권대회에서 우승, 이후 2019년까지 6번 출전하여 모두 우승하는 대기록을 세웠다. 또한 2013년 런던에서 개최된 세계 기억력 선수권에서 일본인 최초로 '세계 기억력 그랜드 마스터' 호칭을 획득하기도 했다.

그는 현재 기억력을 포함한 '뇌력' 향상에 도움이 되는 다양한 활동들을 통해 자신만의 영역을 넓히고 있다. TV, 라디오 출연 및 저술 등의 활발한 활동을 펼치며, '액티브 브레인' 협회의 테크니컬 디렉터, '라이프 키네틱 재팬'의 앰버서더로도 활약 중이다.

"기억력은 타고난 것도 아니고, 나이가 들수록 쇠퇴하는 것은 더더욱 아니"라고 강조하는 그는 공부나 시험, 치매 등 기억력으로 어려움을 겪는 이들에게 기술로서의 기억력 향상법을 알리기 위해 노력하고 있다.

정문주

한국외국어대학교 통번역대학원 졸업 후 한일 정부, 유엔 산하 단체, 기업 및 학술 관련 통역 현장에서 활약 중이다. 엔터스코리아에서 출판 기획 및 번역가로도 활동하고 있다.

주요 역서로 ≪아마존 룰≫, ≪관저의 100시간≫, ≪소비를 그만두다≫, ≪시골빵집에서 자본론을 굽다≫ 등 다수가 있다.

기억력을 5배 높이는 3분 기억술

2020년 6월 3일 초판 1쇄 | 2021년 6월 3일 4쇄 발행

지은이 이케다 요시히로 **옮긴이** 정문주
펴낸이 김상현, 최세현 **경영고문** 박시형

책임편집 백지윤
마케팅 권금숙, 양근모, 양봉호, 임지윤, 이주형, 신하은, 유미정
디지털콘텐츠 김명래 **경영지원** 김현우, 문경국
해외기획 우정민, 배혜림
펴낸곳 ㈜쌤앤파커스 **출판신고** 2006년 9월 25일 제406-2006-000210호
주소 서울시 마포구 월드컵북로 396 누리꿈스퀘어 비즈니스타워 18층
전화 02-6712-9800 **팩스** 02-6712-9810 **이메일** info@smpk.kr

ISBN 979-11-6534-110-7(03510)

• 이 책의 국립중앙도서관 출판시도서목록은 서지정보유통지원시스템 홈페이지(http://seoji.nl.go.kr)와 국가자료공동목록시스템(http://www.nl.go.kr/kolisnet)에서 이용하실 수 있습니다.
• (CIP제어번호: CIP2020018447)

• 잘못된 책은 구입하신 서점에서 바꿔드립니다.
• 책값은 뒤표지에 있습니다.